理工選書 1

入門 こころの医学

臨床精神科医への質問

飯高哲也 著

理工図書

はじめに

名古屋大学医学部保健学科で講義を担当するようになって、今年で早くも5回目の春を迎えた。精神医学の一連の講義は、学生にとって未知の世界のように映っているに違いない。しかし考えてみると、今までに学生自身が経験したさまざまな苦悩や、身近な人から受けた相談事が、ひとつの学問体系となっていることに驚きを感じたかもしれない。それ程にこころの病気はわれわれのすぐ近くにあり、現代ほど疾病と健常の境目が曖昧になっている時代はないのである。厚生労働省は2013年に、それまでの4大疾病（がん、脳卒中、急性心筋梗塞、糖尿病）に精神障害を加えた5大疾病を、地域医療における重要な疾患として位置付けた。こころの病気の理解とその対策は、今後もますます重要性を増していくに違いない。

名大医学部での講義は、当初は既存の教科書を用いて行っていた。しかし昨年度から、理工図書の教科書「精神医学」を採用している。これは筆者を含め名古屋大学精神医学教室が総力を挙げて執筆編集した、医学生向けの最新の教科書である。今まで4年間の経験から、教科書の内容を話すだけでは精神疾患の十分な理解が得られないことも分かってきた。筆者自身の経験した症例について個人情報を省きながら話したり、動画を視聴させたりすることで具体的な疾患のイメージを持てるようにしている。学生はその後に病院での臨床実習を経験し、実際の患者と向かい合うことになる。その際に患者の示す多様な精神症状を理解するため、折に触れて教科書を見返すことで精神医学を学修していくことになる。

そのような学修過程の中で、学生からはさまざまな疑問が湧いてくることが分かった。それらをひとつひとつ吟味してみると、かなり漠然とした疑問から具体的に問題点を捉えた質問まで幅広いことが分かった。前者の例は「精神疾患は治るのでしょうか？」などで、後者の例は「向精神薬は副作用があるが服用を続ける利点は何か？」などである。講義の1回分を使って、そのような質問への回答を筆者なりに示していた。しかし年度を追うごとに質問が増えて多岐にわたり、内容的にも高度な医学研究論文を引用する必要も出てきたのである。最終的に本書では一連の過程で集められた、臨床精神医学に関する質問141個についての解説が述べられている。したがってこれらは、実際に精神医学を学んでいる医学生からの率直でかつ真摯な問いかけなのである。

この臨床精神医学への疑問に答えるため、筆者は文献検索により可能な限りエビデンスに基づいた回答を作成することにした。多くは英語圏で出版され、多数の医学論文を網羅した総説を参考にした。とりわけメタ解析という手法を用いた論文を集めたが、理由はそれが現時点で最も科学的信頼性が高いと考えられているからである。一部は国内の医学論文や、各種医学会が作成したガイドラインも参考にした。加えて政府機関の発表した白書、科学研究費補助金報告書、哲学・倫理学系専門誌、新聞報道なども用いた。それぞれの筆者にはこの場で感謝の意を表するとともに、参考文献として引用することをご許可願いたい。

最初は単に医学生の疑問に対して、より正確に回答することを目的に書かれた副読本としての位置付けであった。しかし執筆を進めるうちに、より多くの学生に読んでもらいたいという気持ちが強くなってきたのである。そこで本書の概要を理工図書の編集者に伝えたところ、出版に賛成の意を得られたので筆者は大いに喜んだのであった。さらに医学生だけではなく、広く精神医学に興味のある一般読者も対象とするような内容にしてはどうかという励ましもいただいた。そのため精神医学とは何かという問いかけに対して、筆者の30年以上にわたる臨床経験から答えを探ってみた。次いで精神医学の歴史についての章を書き加えた。筆者は新入生を対象とした講義で、医学・医療の歴史について担当していたことがある。その講義ではギリシャ時代から現代に至る、医学の変遷について学生に伝えていたのであったが、そこに精神医療の歴史を加えて本書に含めることにした。

このような経過を経て出版に至った本書であるが、理工図書の諸氏には多大な励ましと尽力をいただいたことをここに感謝したい。現時点では日本を含めて世界中で、新型ウィルスが猛威を振るっており、将来を見通せない状況にある人も多い。しかし人類は今までにも、天然痘など多くの疫病を克服してきたことも歴史的事実である。そしてそこからの新たな出発を人類が目指せるのも、医学の発展によるものであることを忘れないようにしたい。

二〇二〇年七月

飯高哲也

目次

第1部

第1章　精神障害一般

Q1：症状は患者の主観によるが、どのような根拠で精神障害と診断するのか？　精神障害の客観的な診断は可能なのか？

A1：多くの場合に、診断の決め手は患者・家族あるいは職場関係者からの情報である。精神症状を直接的に検査することはできないが、それらは患者の言葉、表情、態度、行動などで表現されるため、周囲の誰かによって観察されている。それを聴取し患者の主観的訴えとあわせて評価することで、可能な限り信頼性を高めるようにしている。観察者間における精神科診断の一致度は、DSMやICDなど（注1）の開発によって以前より改善していることが報告されている（Segal et al., 1994; Chmielewski et al., 2015; Williams et al., 1992）。しかし身体疾患の診断方法と異なり、精神疾患に対する信頼性と妥当性を兼ね備えた診断方法はまだ十分に確立しているとは言い難い。

一方で近年では、より客観的で科学的な診断基準の確立を目指す試みも進んでいる（Insel et al., 2015）。従来型の臨床症状を基準とした診断を一旦は解体して、それぞれの患者から可能な限り多くのデータを抽出する。このデータには遺伝子配列、脳活動・形態、生理学検査、認知機能、生活歴など多種多様なものが含まれる。可能な限り多くの患者、患者家族、健常者からデータを収集し、その結果を人工知能（AI）などを駆使して判別する。この判別結果は、従来型の臨床症状に基づく診断とは異なる可能性もある。しかし新たな基準により診断された患者群を、前方視的（注２）に予後や診断の再現性を含めて検証していくことで、より信頼性と妥当性の高い診断基準が生まれると期待されている。

注１：ＤＳＭ（Diagnostic and Statistical Manual of Mental Disorder）は米国精神医学会の作成した精神疾患の操作的診断基準である（米国精神医学会，２０１４）。ＩＣＤ（International Classification of Disease）は世界保健機関の作成した身体を含めた全疾患の分類基準で、精神疾患はそのなかのＦコードにあたる（世界保健機関，２００５）。観察者間の診断一致度はカッパ（kappa）係数により評価され、その値は０～１の間を取り、高い方が一致度が高いと評価される（注３）。診断場面の音声録音に基づいた２名の診断のカッパ係数は平均０・８であり、比較的一致度が高いと判断された。一方で約７日離れた２回の時点における２名の対面による診断のカッパ係数は平均０・47であり、この値はやや低いと判断された（Chmielewski et al., 2015）。

注２：前方視的とは観察集団を一定の時点で選び、その特徴を時間経過を追って調査していく研究手法である。逆にある観察集団の特徴を、過去に遡って調査する手法を後方視的という。

注３：カッパ係数は２名の観察者の評定の一致度や信頼性を確かめるための係数で、おおむね０・61～０・80で実質的に一致していると考えられ、０・81～１・０ではほぼ完全に一致しているとみなされる。

Ｑ２：精神障害になった患者が病院を受診するきっかけはどのようなものか？

Ａ２：メンタルヘルスに関係したサービス（医療機関や心理相談など）を受けた経験のある、成人男女800人以上を対象とした、インターネットを利用した調査結果が報告されている。それによると受診理由で多いのは、周囲からの勧め（34％）、日常生活上の支障（27％）、限界や行き詰まり感（16％）、専門家の援助を希望（14％）の順であった。全体の3割以上の人が受診以前に抱えていた症状としては、憂うつな気分（61％）、不安感（56％）、不眠（50％）、気力・意欲低下（48％）、疲労感（39％）、集中困難（33％）などがあげられた。症状を自覚してから6か月以内に受診した人は、6か月以後に受診した人よりも、主観的改善感が大きく不安抑うつ尺度得点も低かった（平井他，2019）。症状の自覚から受診までの期間が短い方が抑うつ症状の経過もよく、このことからも早期の専門医療機関への受診や相談が勧められる。

Q3：精神障害に罹患した者のなかで、実際に精神科で治療を受けているのはどの程度か？

A3：2013～2016年にかけて全国で行われた精神疾患に関する研究では、質問紙および面接による一般住民への調査が行われ、全体のうち43％である2，450人から有効な回答を得ている（川上，2016）。その結果では、今までに精神疾患に罹患した経験のある人のなか

受診した経験を持つ割合

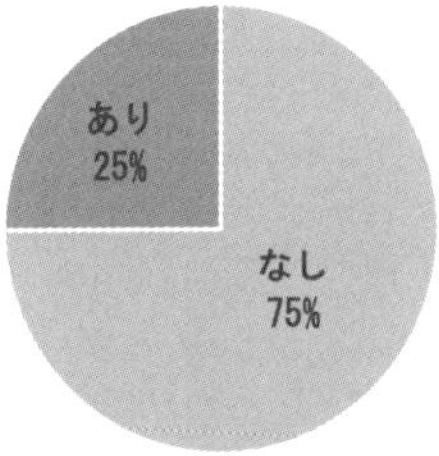

すべての精神障害をあわせても、専門家を受診した経験がある割合は25％と低い値を示している。（川上，2016）

で、専門家の相談（注１）を受けていない人の割合は気分障害が53％、不安障害が43％、物質使用障害（注２）が85％であった。すべての精神障害をあわせた場合、過去に専門家の相談を受けた割合は25％と低い値を示した。精神障害に罹患した経験のある人で、今後も専門家への受診をしないとした人は26％、専門家に自分の問題を話せないとした人は16％、受診したことが人に知られたら恥ずかしいとした人が49％に上っていた。この結果にみられるように、過去に精神疾患に罹患した人であっても、精神科受診を躊躇するという受診・相談行動がかなりの数に上っていることが分かっている。このような層の人々を、どのように早期受診に結びつけるかが今後の検討課題である。

注１：専門家の相談とは、医療機関への受診やその他の心理カウンセリングなどを受けたことをさす。
注２：物質使用障害とは、アルコール、大麻、覚せい剤、その他の薬物（ここではsubstance：物質と邦訳される）の乱用や依存を生じる疾患をさす。

Ｑ４：精神疾患の罹患率が上昇しているように感じられるが、実際にはどうなのか？またその原因は何か？

Ａ４：厚労省の患者調査では１９９６年に１９１万人であった全国の精神障害者数が、２０１７年には４０４万人へと倍増していた。このなかには統合失調症、気分障害、神経症、アルコール依存、血管性認知症、アルツハイマー型認知症などが含まれている。２０１７年のデータでは統合失調症が７９２，０００人、気分障害が１，２７６，０００人、認知症が６０４，０００人とされている。またこのなかには、睡眠障害の５７１，０００人は含まれていない。このような増加の原因としては気分障害、神経症とストレス関連性障害、アルツハイマー型認知症などの患者数上昇が大きく寄与している。一方で統合失調症の患者数は、年次による大きな増減は認められていない。気分障害と神経症に関しては、心理社会的要因が大きく、アルツハイマー型認

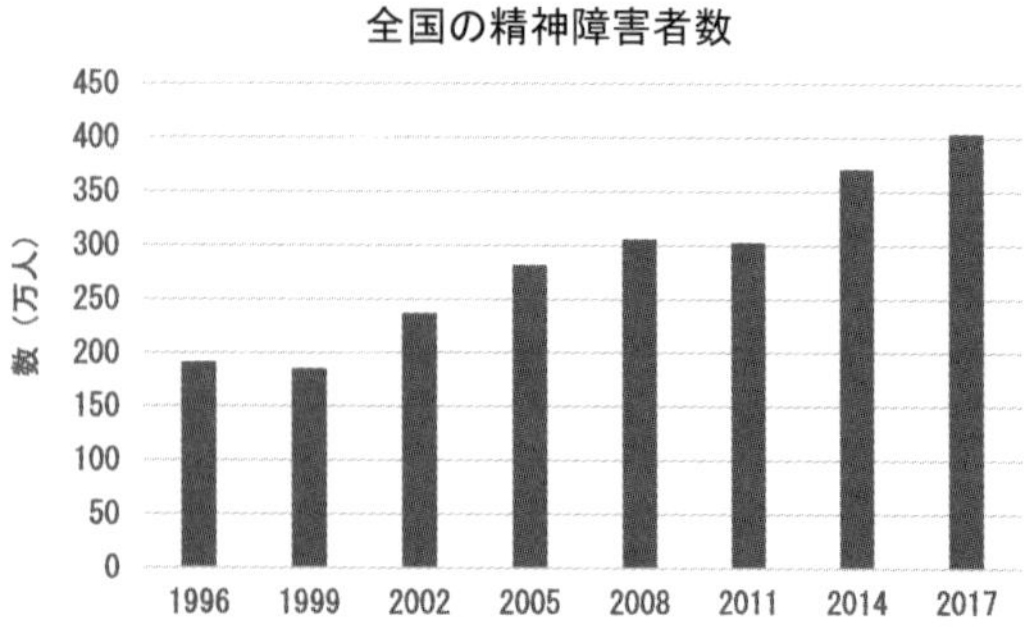

厚労省の患者調査では1996年に191万人であった全国の精神障害者数が2017年には404万人へと倍増していた。

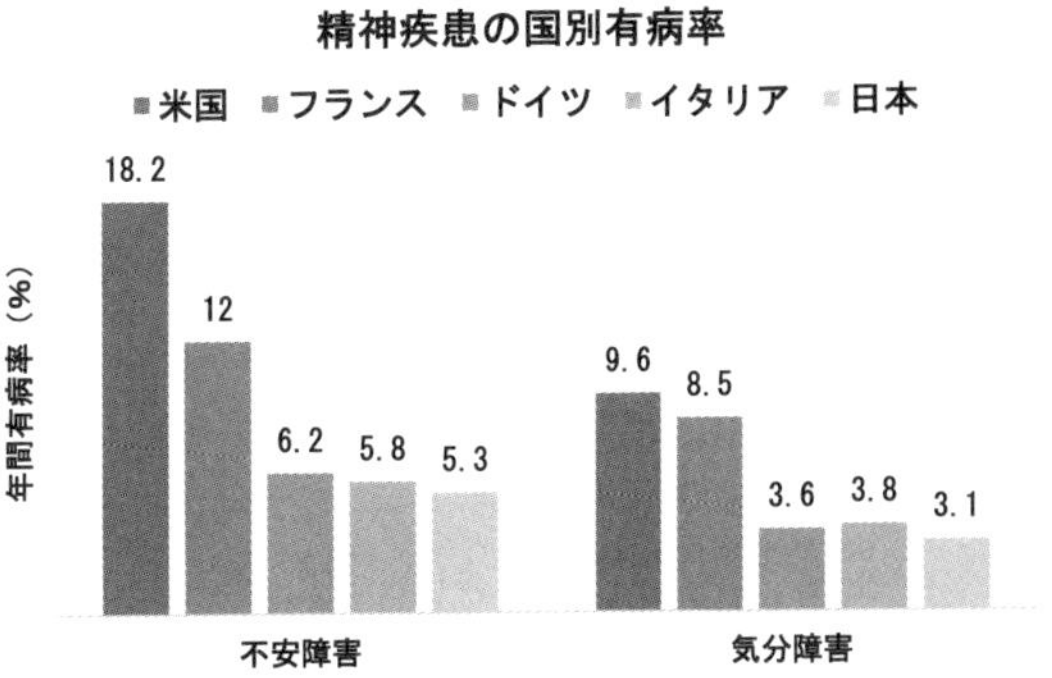

WHOの国際調査による不安障害と気分障害の年間有病率（米国、フランス、ドイツ、イタリア、日本の比較）

知症については人口の高齢化の影響が大きい。

Q5：世界中で国ごとの各精神疾患の患者数や発病率には差があるか？　それは文化や社会習慣などに起因するのか、それとも診断基準によるものなのか？

A5：世界保健機関（WHO）が2001～2003年にかけて行った国際調査によると、不安障害の年間有病率は米国18・2％、フランス12％、ドイツ6・2％、イタリア5・8％、日本5・3％であった。同様に気分障害の年間有病率は米国9・6％、フランス8・5％、ドイツ3・6％、イタリア3・8％、日本3・1％であった（The WHO World Mental Health Survey Consortium, 2004）。

このような国による違いは、民族的な性格傾向、各国の社会経済事情、社会保障の仕組みなどに関連していると思われる。一方で統合失調症については、世界の46か国における調査の中央値は時点有病率が0・46％で、生涯有病率は0・40％であり、それぞれ男女差はなかった。先進国より途上国で頻度が低く、さらに特徴的なことは移民はその国で生まれ育った人より1・8倍多く罹患していた（Saha et al., 2005）。途上国で統合失調症が少ないことは、社会心理的なストレスの質が先進国と大きく異なる（前者では貧困や戦争などで、後者では労働環境など）ことが原因と考えられた。

Q6：精神障害では自分は病気であるという自覚があるのか？　治ったという自覚はあるのか？

A6：疾患にもよるが、統合失調症では病識は乏しく、気分障害では病識はあり、神経症性障害では病気だという意識がやや強い傾向がある。統合失調症では発症前から急性期では病識はないことが多いが、寛解期から慢性期には病感（病気だというあいまいな感覚）は出現すると考えられている。うつ病ではほとんどの場合で自らがなんらか病気にかかっているという認識をもつが、それが精神疾患であるという認識は不十分なことがある。しかし疾病教育などを通じて理解を深めることで、それを補うことが可能である。

注　：病識については統合失調症Ｑ11も参照のこと。

Ｑ７：精神疾患の発症に性差があるか？

Ａ７：幼児期には自閉スペクトラム症（ＡＳＤ）の発症率が、男児において女児よりも数倍以上高くなっている。この事実は就学前の年齢においては、男性により強く精神障害に罹患する脆弱性が表れていることを意味している。続いて青年期早期においても、統合失調症は男性で女性よりやや早く発症する。しかしその後の生殖年齢においては、女性のうつ病に罹患する割合が高くなる傾向が認められる。さらに成人後期に至り、更年期では女性の精神障害への罹患率が高まっていく。したがって、主に未成年以下では男性が、成人後期では女性が精神障害に罹患するリスクが高まるといえるだろう。

このような性差は遺伝子や性ホルモンなど生物学的要因が強く関与しているが、社会的要因もまた性差に大きな影響を及ぼす。その例としては失業などのストレスにさらされる中高年男性において、自殺リスクが特段に高まることがあげられる。一方で神経症の大学生40例を対象にした研究では、強迫性（強迫、恐怖症、対人恐怖）が男性に、転換性（解離、抑うつ）が女性に典型的であった（鈴木，2000）。国際的な15か国の調査では女性は不安障害（パ

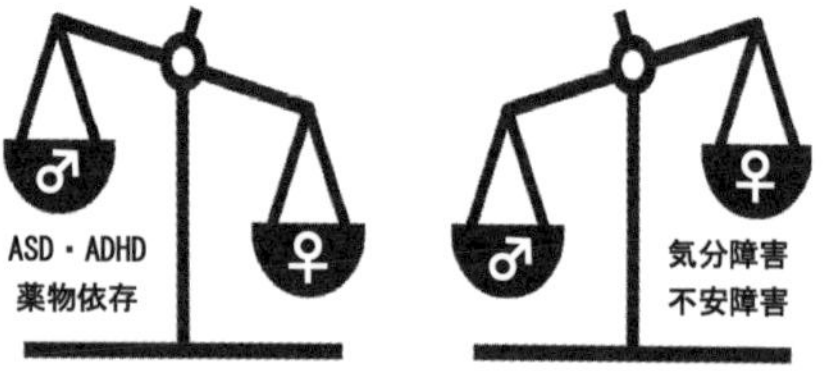

国際的な調査では男性はASD、ADHD、薬物依存の頻度が高く、女性は不安障害や気分障害の頻度が高かった。

ニック障害、全般性不安障害、社交不安障害、恐怖症、ＰＴＳＤなど）と気分障害（うつ病など）が多く、双極性障害では性差はなかった。男性はＡＤＨＤや物質使用障害（アルコール依存など）が多かった。最近の研究では古い年代の研究と比較して、うつ病と物質使用障害についての性差が縮小していた（Seedat et al., 2009）。今後は女性におけるアルコール・薬物依存の罹患率上昇が懸念される。

ＡＤＨＤ：attention-deficit hyperactive disorder　注意欠如多動症
ＡＳＤ：autism spectrum disorder　自閉スペクトラム症
ＰＴＳＤ：post-traumatic stress disorder　心的外傷後ストレス障害

Ｑ８：精神障害の根本的な原因は何か？　精神疾患の原因について「内因」という概念が理解できない。

Ａ８：精神障害の原因を「内因」、「外因」、「心因」に分けて考える方法がある。そのなかで内因というものは、何らかの遺伝的素因に基づいて形成される脳の発達過程における精神疾患への脆弱性といわれるものである。外因は脳機能に影響を与えるような薬物や身体疾患に、精神障害の原因を求めるものである。さらに心因は生活環境や対人関係など、心理社会的な因子をさしている。これらの因子が単独ではなく複合的に関与することで、精神障害を発症させると考えられる。

脳は遺伝子の設計図に基づいて形成され発育していくが、精神疾患ではその神経回路網にわずかな障害があると考えられている。わずかというのは、明確な知的障害や身体運動障害などの症状は認められないからである。例えば、統合失調症患者の死後に解剖して脳を切り出し、その切片をつくり顕微鏡で調べたとしても、疾患を特徴づけるような異常はみつかっていない。むしろ神経病理学的所見がないことが、統合失調症の特徴とも考えられている。この所見は、問題となる障害は脳が発達してから起こったのではなく、発達の過程で徐々に形成されたものであることを示唆している。脳神経系の脆弱性に対して成長期のさまざまな環境ストレスが加味されて、最終的に精神疾患として発症するというのが神経発達仮説で、現在ではＡＳＤや統合失調症の基本的な考えとなっている。

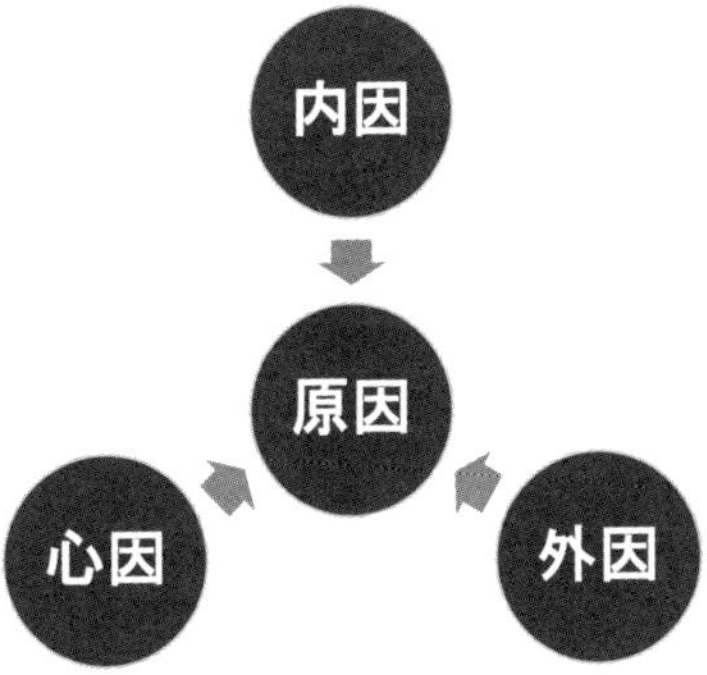

精神障害の原因は「内因」、「外因」、「心因」に分けて考えると理解しやすい。

Ｑ９：精神疾患は治療を受けずに寛解・治癒に至ることはあるのか？

Ａ９：統合失調症に関しては、ＡＲＭＳ（at risk mental state）という概念が用いられるようになっている（Yung et al., 1996）。ＡＲＭＳとは主に児童青年期における、軽微なまたは一過性の精神病的体験（幻覚や妄想）や精神病の家族歴などを有する者をさす。このような対象者を事前に発見して適切なメンタルヘルスに関する対応を行うことで、事後の発症を予防しようという施策が英国などで展開されている。

７１０人の対象者（平均年齢23歳）に面接調査を行い、標準化された手法を用いてこれらを４１１名のＡＲＭＳあり群と２９９名のＡＲＭＳなし群に分けた。その後６年間における精神障害の累積発症率をみると、ＡＲＭＳあり群の20％とＡＲＭＳなし群の４％が精神病的状態になった。この結果は当初は軽度の精神病的状態であっても、その内の80％は６年間発症を免れていたことを意味している。

また、精神病的状態以外の何らかの精神疾患（双極性障害など）の発症率をみても、ＡＲＭＳあり群は45％でＡＲＭＳなし群は43％であった。すなわち初回時に軽微な症状があっても、４割程度はその後６年間にわたり精神疾患にならなかったことになる（Fusar-Poli et al., 2017）。これらの人々が寛解や治癒にまで至っているかどうかは分からないが、軽微で一過

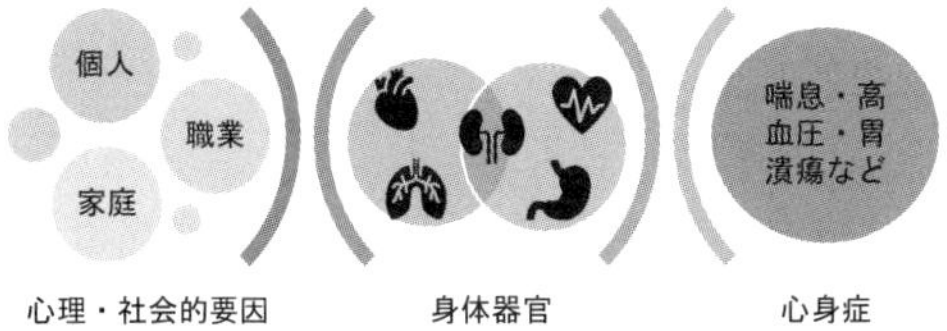

心身症は心理社会的要因と身体器官の相互作用により、さまざまな身体疾患（喘息、高血圧、蕁麻疹、胃潰瘍など）を発症させる。

性の精神病的状態は児童青年期においてはまれな症状ではないといえる。

Q10：精神障害以外の病気でも、何かの心理的な影響によって発症する病気はあるか？

A10：心身症は心理社会的要因と身体的要因との相互作用により、さまざまな身体疾患（高血圧、喘息、蕁麻疹、胃潰瘍など）を発症させる。心身症では精神疾患に基づく身体症状は除外されており、自律神経系・内分泌系・免疫系などを介して、特定の器官に固定した器質性病変や機能的障害をもたらしている（心身医学，1991）。さらに近年では小児科領域における心身症が注目されており、片頭痛、過敏性腸症候群、起立性調節障害、心因性頻尿などの診断と治療にも心理的影響を考慮することが必須である（村上，2018）。

Q11：発症のきっかけはどのようなものがあるのか?

A11：発症のきっかけは、いわゆるライフ・イベントであることが多い。例としては卒業や入学、就職、転勤、昇進、結婚、出産・育児、離婚、近親者の死などがある（Holmes et al., 1967）。イベントはその人にとってよい意味でも悪い意味でも、環境の変化を伴うのでそれに適応する場面で発症することが多い。日常生活におけるさまざまなイベントは生活環境を大きく変化させるが、我々は常に新しい環境に再適応していく必要がある。その過程で心理的なストレスが大きくなった場合、あるいは周囲からのサポートを受けられない場合に精神障害として顕在化すると考えられる。

Q12：精神障害者と接していくことにより、病気が連鎖していくことはあり得るか? 親しい人が精神疾患に罹患した場合、関わる周囲の者も発症率が高くなるか?

A12：二人組精神病（folie a deux）または感応性精神病という疾患概念がある。これは19世紀末頃には報告されていた疾患で、きわめて近い関係にある2名のうちの一方に既に精神病があり、その妄想内容がもう一人の精神病でなかった方の人物にも出現するという現象である。

ＤＳＭ-Ⅳでは共有精神病性障害という病名で掲載されている。

また互いに近い関係にある集団生活の場（学校や寮など）で、一人から始まった症状（不随意運動や不安・過呼吸など）が短期間に多人数に広がることがある。米国マサチューセッツ州で、実際に起こった出来事が報告されている。２０１２年11月にある学校で、数人の生徒が音声チック（しゃっくりや動物の鳴声様の発声）の症状を示した。地元メディアがそれを取り上げる頃には、さらに別の学校でも同様の症状を示す生徒が出現した。最終的に総数は20名以上になったが、症状は次第に消退していったという。発症した生徒らの診断名は mass psychogenic illness とされ、年齢は14～18歳でほとんどが女性であった（Bartholomew, 2016)。

Q13：一般的に、われわれの人生観や生活スタイルはどのように疾患へ関わるのか？

A13：青年期のうつ病に限っていえば、アルコール・喫煙などを含めた薬物使用、過剰なダイエット、ネガティブな対処法、肥満などはうつ病の発症を有意に上昇させていた。一方で十分な睡眠と適切なダイエットはうつ病の発症を低下させていた（Cairns et al., 2014)。しかし、原因と結果の関係は不明確であり、十分な睡眠をとらなかったからうつ病になったのかうつ病だから十分な睡眠がとれなかったのかを区別することは難しい。
従来の視点では執着気質、メランコリー親和型などという性格傾向（注）がうつ病の病前性格と関連しているとされている。最近の人格研究では、幅広い人格概念と疾患との関係が調べられている。レジリエンス（精神的ストレスに対する回復力）、無気力（アパシー）、反芻（繰り返し思い出して考えること）などと抑うつ傾向との関連が報告されている。すなわちレジリエンスの高い人はうつ病になりにくく、無気力や反芻傾向の強い人はうつ病になりやすい。また自己制御のなかでも行動抑制の程度は摂食障害傾向と、自己愛傾向は対人・社会恐怖と関連していた（及川，2012）。

注：病前性格については気分障害Q2・14を参照のこと。

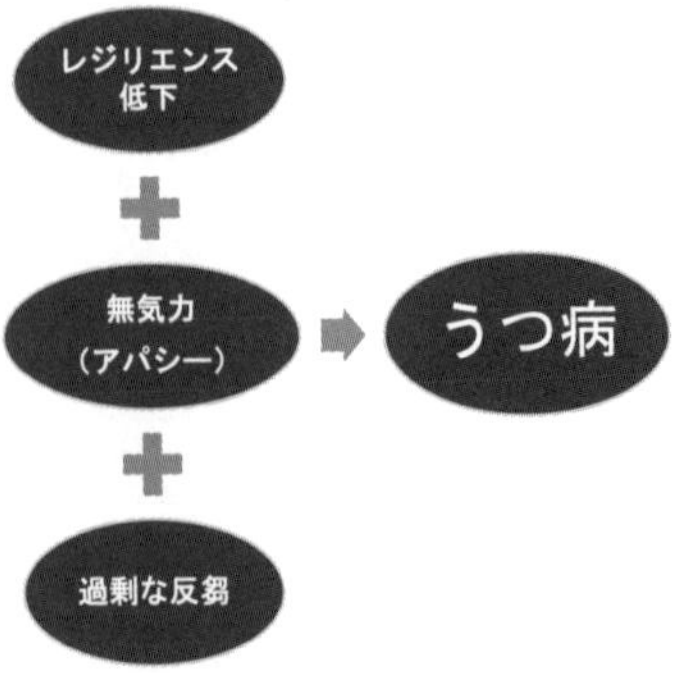

レジリエンス（精神的ストレスに対する回復力）、無気力（アパシー）、反芻（繰り返し思い出して考えること）は抑うつと関連している。

Q14：精神障害は一般的には理解されにくいが、職場や学校へ理解してもらう取り組みはどのようなものがあるのか？

A14：職場のメンタルヘルスに関しては労働者健康安全機構が、各都道府県で産業保健総合支援センター、地域産業保健センター、労災病院などを運営している。高齢・障害・求職者雇用支援機構は、それぞれの自治体で地域障害者職業センターを運営している。都道府県には精神保健福祉センターが設置されており、こころの健康電話相談などを行っている所もある。他には各地保健所、市町村・保健センター、就労継続支援A・B型事業所などがある。

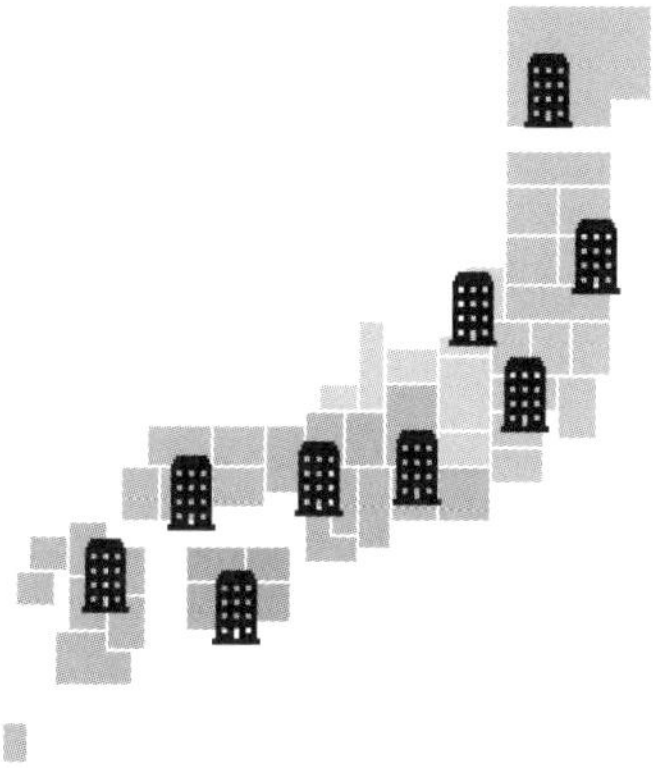

職場や学校におけるメンタルヘルスの相談窓口は各地にあり、それらを積極的に利用していくことが重要である。

いずれも患者や家族または職場の担当者などからの相談を受け付けており、職場でのメンタルヘルス講習会なども行ってくれる。厚生労働省は働く人のメンタルヘルス・ポータルサイト「こころの耳」を運営しており、そこでは医療機関や相談窓口を調べることができる。学校教育に関しては、教師への発達障害や小児期のうつ病の啓もう活動の他、教育委員会、児童相談所、福祉事務所、家庭児童相談室（市町村役場など）、青少年活動センターなどで相談を行っている。その他には患者家族会やフリー・スクール、各大学の学生相談室なども対応している。

労働者健康安全機構　https://www.johas.go.jp/
高齢・障害・求職者雇用支援機構　http://www.jeed.or.jp/
こころの耳　http://kokoro.mhlw.go.jp

Q15：患者本人への病名告知が症状悪化につながることがあるか？

A15：精神疾患のなかでも旧来から使用されてきた「精神分裂病」の呼称は、語句から受ける印象が否定的であり患者本人に告知しにくいといわれていた。したがって、患者に対する疾病教育などの場面でさまざまな問題が生じ、それにより治療への十分な同意が得られない事態に至ることが多かった。そのため日本精神神経学会は2002年に、旧来の呼称から「統合失調症」に変更し、各種公的文書や診療報酬病名などに用いることになった。そもそも統合失調症は19世紀末にクレペリン（Kraepelin E, 1856～1926）が、以前から知られていた破瓜病と緊張病に妄想性痴呆を加えた疾患概念として、早発性痴呆（dementia praecox）を提唱したことに始まる（注）。

次いでブロイラー（Bleuler E, 1857～1939）が schizophrenie という呼称を用いるようになり、この呼称が明治以降に日本語に訳出されて精神分裂病となった。わが国における呼称変更により、病名を告知する割合は37％から70％へ上昇したと報告されている（西村，2008）。また患者自身への調査によっても、自分の病名を統合失調症と認識している者は55％に上っている。病名を告知されている患者は、そうでない患者よりも若く罹病期間が短かったが、一方でリハビリテーションを行っている割合が高かった（賀古他，2014）。したがって、今後も病名告知を積極的に行い、疾病の理解と治療への導入を進めるべきと考えられる。

注：破瓜とは思春期をさし、破瓜病はドイツのヘッカーが最初に報告した精神疾患で、思春期に発病し思考障害や自閉性などの症状を示す。緊張病はドイツのカールバウムが最初に報告した精神疾患で、精神運動興奮や昏迷を主症状とする。クレペリンの功績はこれら２つの疾患に加えて、妄想を主体として次第に精神的な荒廃状態へ移行する妄想性痴呆をあわせてひとつの疾患概念としたことにある。

Q16：精神医療に従事する者はどのようにカルテ記載をしているのか？　一般の診療科との違いはあるか？

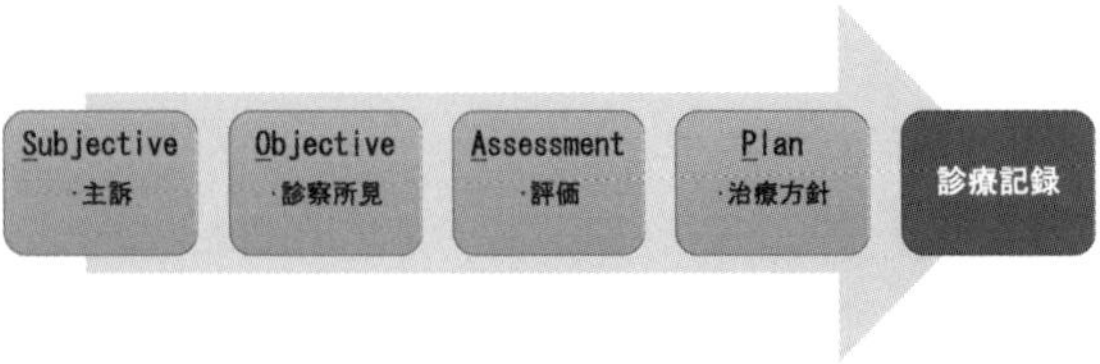

ほとんどの電子カルテシステムはSOAPを使用しており、精神科カルテもそれに準じている。

A16：精神科のカルテ記載は、他の診療科のものと比べて分かりにくいとされている。その原因としては、そもそも病気自体が明確でなく、何を治療しているのか不明で、かつ治療経過が長期にわたる点などがあげられる。外来における毎回の診療内容を記載するだけではなく、数か月ごとにでも簡単なサマリー（要約）を作成することで分かりやすくすることができる。医療安全の視点からも、入退院が必要であった理由や外泊許可の判断などを明確に記載すべきである。内容は患者並びに同伴者の陳述を生かして、学術的用語はできるだけ使用せずに記すことが望ましい。近年では入退院時のサマリー記載が必須となっており、その点だけでも過去より患者の病歴を把握することは容易になっている。

カルテは原則的にSOAP（注）システムを利用するが、精神科の場合は必ずしもこれに馴染めない場合もある。治療期間が長いため、担当医の交代が他科に比べて頻回に起きる可能性がある。このような場合の紹介状には、同じ診断名の一般的症例と比較した場合に、その患者に特徴的な所見などを記載すると参考になる。また個人精神療法を行っている場合には、担当医を変えることは治療の終結を意味することもある点に注意が必要である。最近では多職種連携の観点から、異なった職種の専門家がそれぞれカルテ記載を行うようになっている。この場合にも職種間での用語の使用方法など、互いに患者理解に齟齬が生じないよう注意すべきである。（精神科臨床サービス，2,1,2002：特集 これだけは知っておきたい―診療・相談記録の書き方(I)より抜粋）

注　：ＳＯＡＰシステムは診療記録の記載方法のひとつで、患者の主訴（subjective）、診察所見（objective）、評価（assessment）、治療方針（plan）を順番に記載するものである。現在のほとんどの医療機関の電子カルテでは、ＳＯＡＰシステムが使用されている。

Q17：精神医学において、新しい症状や疾病単位が提案されることはあるか？

Ａ17：最近のトピックとしては、「ゲーム障害（gaming disorder）」の新設があげられる。ゲーム障害はＷＨＯの作成する国際疾病分類第11版（ICD-11, 2019）に初めて採用され、米国精神医学会の作成するＤＳＭ-５にもインターネットゲーム障害が今後の研究のための病態として記載されている。ゲーム障害の診断基準（ICD-11）は、(1)ゲームのコントロールができない、(2)ゲームが他の興味や活動より優先される、(3)ゲームにより悪い問題を引き起こしているのにゲームを続ける、(4)ゲームが本人の重要な領域に問題を起こしている、(5)以上の状態が12か月以上続く、となっている。

ゲームの高性能化とインターネットの進歩は連動しており、今後はこの両者に共通した依存が形成される可能性が高い。日本におけるインターネット使用に関しては、中学生の24％（川邊他，2017）と大学生の38％（北沢他，2019）がそれぞれ問題ある使用者と推測されている。いずれの研究でもインターネット使用時間が長いほど、身体的および精神的問題を抱えやすくなっていることが示されている。最近の日本における10～29歳を対象とした調査でも、1日のゲーム時間が長くなるにしたがって昼夜逆転傾向が強まっていた（樋口，2020）。これらの結果はゲーム障害が、若年層の男性において重要な精神疾患として位置づけられる可能性を示している。

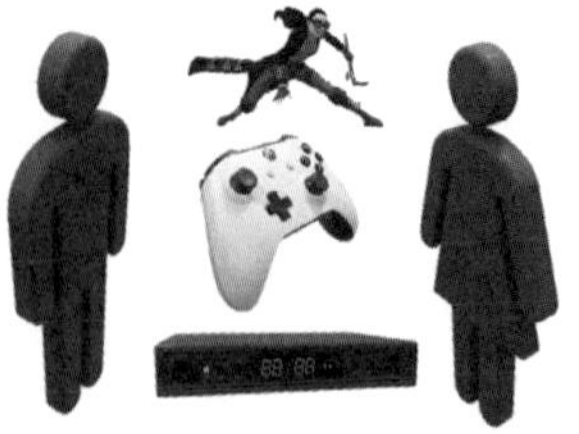

ゲーム障害もしくはインターネットゲーム障害が国際疾病分類や診断基準に採用された。

Q18：ロールシャッハテストなど、投映法性格検査の信頼性や妥当性は確立しているのか？

A18：投映法にはロールシャッハテストの他にも、TAT（Thematic Appreciation Test）、文章完成法テスト、P-Fスタディなどがある（注）。いずれも検査の信頼性と妥当性について、さまざまな議論が行われている。ロールシャッハテストに関しては複数のスコアリング法が存在し、日本と米国では異なった方法を用いている。米国では包括システムが用いられているが、その手法では思考障害の診断、治療効果の予測、依存性行動の評価、統合失調症と境界型パーソナリティ障害の診断に関しては妥当性が高いとされている（Garb et al., 2005）。

注：投影法による性格検査は、曖昧な図形、絵、文章を提示して被験者の考え方を引き出し、その内容を標準化された手順でスコア化する手法である。以下のような種類がある。
ロールシャッハテスト：左右対称のインクのしみのような図形を見て何に見えるか答える。
TAT：簡単な絵を見ながらそのストーリーを被験者に作らせる。
文章完成法テスト：曖昧な内容の文章を読んで被験者に完成させる。
P-Fスタディ：日常的な葛藤場面の絵を見てそのストーリーを答える。

Q19：精神障害に精通した者が精神障害者のふりを装うことはできるか？

A19：「ルポ・精神病棟（大熊，1981）」では、新聞記者がアルコール依存症患者のふりをして精神科病院に入院し、病棟内での様子を克明に観察した内容が記述されている。担当医は何のためらいもなく、記者をアルコール依存症と診断して妻の同意のもとで入院させている。約10日間の入院生活の後に記者は妻との面会時に退院のサインを送り、その後に妻は担当医に退院を依頼して無事に退院するという顛末が報告されている。1970年に新聞に連載され話題になり、単行本として出版された。その後は絶版となったが、現在は電子書籍で読むことができる。そのなかで描かれている様子は今から50年前の状況であり、現在の精神科病院の状況と大きく異なることに注意が必要である。その後のわが国の精神医療は、精神保健福祉法や医療観察法の制定、不況下での自殺死亡率の増加などを経て大きく変化していることは周知の事実である。

Q20：精神障害と甘えの関連性について知りたい。

A20：甘えは相手の好意をあてにして振舞うことであるとされ、甘えは日本人心性の鍵になる概念といわれている（土居，2001）。健康で素直な甘えとともに、不健康で屈折した甘えも存在する。甘えは自己愛的パーソナリティと関連づけて考察されることがある。つまり自己愛的甘えとは甘えが満たされず、甘えたくとも甘えられないために一方的な自己愛的要求を伴う状態である。その屈折した表現として、不適切な行動をして相手に迷惑をかけても許されるだろうと過剰に期待することがある。自己愛型パーソナリティ障害における、誇大的で他者に無関心なタイプはこれに該当する。逆に他者の言動に過敏なタイプもあり、対人恐怖や社交不安障害などに結びついている。また「すねる」、「ひねくれる」、「ふてくされる」、「ひがむ」、「むかつく」などの感情は、屈折的甘えの異なった表現方法である（稲垣，2007）。

Q21：精神障害と健常との境目は明確なのか？　すべての人が精神障害に関連した要素をもっているのではないか？

A21：正常と異常との境界は明確なものではなく、スペクトラムとよばれる概念で考える必要がある。スペクトラムとは対象の特性を評価する場合に、連続的に変化する数値として捉えることである。例えば、虹の７色は見た目には分離して見えるが、物理的には光の周波数は連続的であり、どこか1点で色を区別できないことと同じである。したがって精神障害と健常の間も、ある一点で両者を明確に区別できるようなポイントはないのである。またその判断は、所属する文化や歴史によっても異なっている。

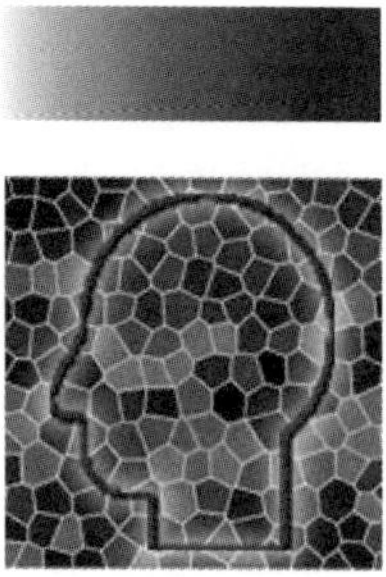

正常と異常の境目はスペクトラム（上）やモザイク（下）などという概念を使うと考えやすい。

さらに加えて、すべての人に何らかの精神病理的問題が存在するということに注意すべきである。それはまた同時に、患者のなかにも健康な部分が多く存在することに目を向けさせることになるだろう。このような概念はモザイクとして考えると分かりやすい。モザイクでは健常な部分と病的な部分が複雑に混ざりあっており、そのどちらが多く含まれるかで疾病と健常に分かれるにすぎない。特に精神疾患に罹患した患者に内在する健常な部分を探し出し、それを伸ばし育てることが社会復帰に結びつくのである。

Q22：患者を診察するときに心掛けていることは何か？

A22：「日常臨床におけるミニマム・リクワイアメント」（笠原，2007）によると、以下の9項目が重要である。⑴病人が言語的非言語的に自分を表現できるよう配慮をする、⑵基本的には非指示的な態度を持し、病人の心境や苦悩を「そのまま」受容して了解することに努力を惜しまない、⑶病人と協力して繰り返し問題点を整理し、彼に内的世界の再構成を促す、⑷治療者の人生観や価値観を押しつけない範囲で、必要に応じて日常生活上での指示、激励、医学的啓発を行う、⑸治療者への病人の感情転移現象につねに留意する、⑹深層への介入をできるだけ少なくする、⑺症状の陽性面の後ろに隠されている陰性面（例えば心的疲労）に留意し、その面での悪条件をできるだけ少なくする、⑻必要とあらば神経症に対しても薬物の使用を躊躇しない、⑼短期の奏功を期待せず、変化に必要な時間を十分にとる。

Q23：診断がうまくあてはまらないときはどうするのか？　治療経過によって診断名が変わっていくことはあるか？

A23：初診時の臨床診断は外因性―内因性―心因性の順番に検討していく。最初に外因性精神障害を除外するのは、脳器質性疾患や薬物によって生じた病態であれば、それらを早急に治療または離脱させないといけないからである。次いで内因性精神障害（統合失調症や双極性障害など）を疑わせる所見がないかどうか、発達期の問題にも触れながら慎重に見極める必要がある。そして最後に心因性精神障害について検討するが、内因性の場合においても心因が重要な役割を果たすので、両者は並行して検討していく。このような手順を踏みながら、同時にＤＳＭやＩＣＤなどの操作的診断基準を念頭に置いて、症状と基準項目を対応させていく。最終的にその時点で最も妥当性の高い診断に辿り着くというのが、多くの臨床家の行っている手順である。

しかし、当然のことであるが、診断がうまくあてはまらないこともある。そのような場合でも暫定的な診断をもとに、初期治療を進めていくことが多い。治療を通じて症状の改善がみられれば、暫定的な診断も次第に確定的なものになるだろう。しかし、治療が上手く進まない場合は、またもとの診断に戻って考え直していくという手続きを繰り返していくことになる。このような症例では最初の診断名が、経過とともに変わっていく可能性もある。特に発症より少し前の時期には、非特異的な症状である不安、不眠、無気力、不機嫌などが目立つ。さらに病状が進行して発症が近づいてくると、抑うつや幻覚などの軽微な症状が認められるようになる。そして最終的な診断が下されるには、明確な抑うつ感や意欲と興味の低下、もしくは幻覚妄想などの出現をみるのである（Os, 2013）。

Q24：国の方針や施策で精神疾患の診断基準が変わることはあるのか？

Ａ24：日本はＷＨＯの作成したＩＣＤと米国精神医学会の作成したＤＳＭを採用しているので、

これらの基準が変わらなければ日本の基準も変わらないと考えられる。米国ではベトナム戦争以来、ＰＴＳＤなど新たな診断基準がつくられた経緯がある。また近年のインターネットやゲーム依存の増加に伴い、（インターネット）ゲーム障害の基準も整備されつつある。したがって、その国または時代で特別に重症度が高く、広く国民の健康に関わる問題があれば独自の基準を設ける可能性はある。

日本における喫緊の課題としては、自殺による死亡率を下げるという点があげられる。とりわけ中高年の働き過ぎによる過労自殺は、世界的にみても類型をあまり見い出せない病態である。その診断や予防に関しての知見が得られれば、社会的な価値は高いと考えられる。いじめの被害による未成年の自殺も、少数ではあるが増加しつつある。このような事例に関する、高い特異性をもった診断基準の作成も必要であろう。

Q25：精神疾患は社会に関わる病なので、精神医療が行っている社会への取り組みを知りたい。なかでも予防的視点について。

A25：まずひとつ目は自殺対策である。日本人の自殺による死亡は平成10（１９９８）年から激増し、それに対して平成18（２００６）年自殺対策基本法が施行された。同時に自殺予防総合対策センターが設置され、自殺予防対策に関するさまざまな施策が行われている。地方自治体において「いのち支える自殺対策行動計画」策定の支援や、地域特性に応じた「いのち支える自殺対策」の提案、自殺未遂者・遺族支援として心理的影響の緩和などを目的としている。取り組みをより推進するため、研究成果や統計に基づき地域の自殺の実態を把握し自殺対策の改善に資する評価を行っている。これらの施策により、この数年は自殺死亡率の低下が認められている。

もうひとつは災害派遣精神医療チーム（ＤＰＡＴ：Disaster Psychiatric Assistance Team）である。災害や犯罪・事故などの集団災害が発生した場合、被災地域の精神医療機能が一時的に低下し、さらに災害ストレスなどにより新たに精神的問題が生じるなど、精神医療への需要が拡大する。このような場合に、被災地域の精神医療ニーズの把握、他の医療体制との連携、専門性の高い精神科医療の提供と精神保健活動の支援が必要である。このような活動を行うために都道府県などによって組織される、専門的な研修・訓練を受けた災害派遣精神医療チームがＤＰＡＴである。災害当日から遅くとも72時間以内に精神科医師、看護師、薬剤師、保健師、精神保健福祉士などを現地へ派遣する。活動内容は災害によって障害された精神医療システムの支援、地域精神科医療機関の機能の補完、災害ストレスによって新たに生じた精神的問題を抱える住民への対応などを行う。

災害派遣精神医療チーム（DPAT）http://www.dpat.jp

Q26：「精神科医には変わった人が多い」ということを聞いたことがあるが本当か？

A26：今まで一緒に働いたことがある人のなかで、特に変わった人が多いという印象はない。精神科医だけが、他科の医師と比較して特殊であるということはないだろう。しかし過去には、精神科医であり文筆業でも名を成した人物が多かったという事実はある。古くは斎藤茂吉であり、現在では、北山修、北杜夫、加賀乙彦、なだいなだ、帚木蓬生などであろう。

北杜夫：1927年5月1日生、2011年10月24日没、東北大学医学部卒、代表作：楡家の人々、どくとるマンボウ航海記
加賀乙彦：1929年4月22日生、東京大学医学部卒、代表作：フランドルの冬、帰らざる夏、宣告
なだいなだ：1929年6月8日生、2013年6月6日没、慶應義塾大学医学部卒、代表作：娘の学校
北山修：1946年6月19日生、京都府立医科大学卒、代表作：戦争を知らない子供たち
帚木蓬生：1947年1月22日生、九州大学医学部卒、代表作：閉鎖病棟、エンブリオ

Q27：精神疾患には事件などのイメージがあるが、実際にはどうなのか？

A27：法務省の出す犯罪白書（平成30年版）では、平成29（2017）年の刑法犯検挙者総数は215，003人で、その内で精神障害者などは3，260人（1・5％）であった。内訳は窃盗（35％）、傷害・暴行（25％）、詐欺（4・5％）、殺人（3・6％）、放火（3・3％）などであった。人口が1億2千万人で精神障害者数が300〜400万人（厚労省データより）とすると、検挙者の割合はそれぞれ0・18％と0・08〜0・11％になり、精神障害者における頻度は全人口に対する刑法犯の割合より少ない。したがって、精神障害と刑法犯罪をことさらに結び付ける客観的根拠は乏しいといえるだろう。また同年に心神喪失を理由に不起訴処分となった被疑者は501人で、裁判において無罪となった者は6人であった。心神喪失者等医療観察制度の対象となり入院による医療を受けた件数は277件で、同年末での継続入院件数は756件であった。

第2章　統合失調症

Q1：統合失調症は幻覚妄想が完全に消失するなど、完治することはあるか？

A1：完治（または治癒）という言葉は、統合失調症に対しては使われないことが多い。その理由として、本疾患は人生のなかで慢性的に経過するという特質をもつことがあげられる。完治や治癒に代わる言葉として、寛解（注）が用いられている（Andreasen et al., 2005）。その過程で患者の転居、転院、担当医の交代などが起こるため、長期的に疾患の経過を観察し研究することが難しい。しかし統合失調症患者の予後を5～20年間にわたり観察した研究の総説では、患者のうちで約20％前後は5年以上の経過観察において、症状が軽度で社会的機能も保たれ、服薬を必要としない状態になり得るとしている（Volavka et al., 2018）。したがって、患者5人に1人は5年以上にわたり、社会的に独立した生活を営める可能性があるといえるだろう。

注：統合失調症における寛解とは、幻覚や妄想などの陽性症状（7項目）、感情平板化や自発性低下などの陰性症状（7項目）とともに、不安や抑うつなどを含む総合精神病理症状（16項目）の3領域でいずれも症状が軽度から消失した状態が少なくとも6か月間持続していることと定義されている。軽度な症状とはそれぞれの項目の尺度得点において、1（なし）、2（最小）、3（軽度）、4（中程度）、5（やや重度）、6（重度）、7（最重症）までのうちで3以下の得点のことである（Andreasen et al., 2005）。

Ｑ２：統合失調症に特異的な症状はないということだが、それではどのようにして統合失調症と判断するのか？

Ａ２：特異的な症状がないということは、単独の症状だけでは統合失調症という診断ができないということである。例えば、幻覚症状は、せん妄や認知症などを含む脳器質性疾患およびアルコール離脱時にも認められる。妄想については、双極性障害や精神病性うつ病においても出現する。診断は複数の症状（ＩＣＤやＤＳＭなどの診断基準）の組み合わせと、その発病経過および関連する身体疾患の除外を通じて確定される。

Ｑ３：統合失調症の発病年齢の平均について、女性が男性よりも数年間も遅れるのはなぜか？　統合失調症の予後良好の因子として「女性」があげられているのはなぜか？

Ａ３：統合失調症の発症年齢は、典型的な例では男性は20代初期にピークがあり、女性ではさらに数年遅れてピークがある。30歳代半ばまで男性の発症率は女性の１・５～２倍の高さである。その後に発症率は男女とも低下し、次第に性差は少なくなる。女性では40歳代後半から

50歳代で、第二の発症のピークがある（Jackson et al., 2013）。

このような発症年齢の性差は、女性ホルモンであるエストロゲンの脳への影響が指摘されている。エストロゲンは神経発達に対して保護的な効果をもつことが知られており、その作用により女性の発症年齢が遅れる可能性がある。さらに女性更年期におけるエストロゲン量の低下が、この年齢における女性の発症を促していると考えられている。女性の患者では、月経周期と精神症状の重症度に関連があるという報告があり、女性患者にエストロゲンを投与した結果では症状の改善がみられたという（Begemann et al., 2012）。しかし現時点で、エストロゲンは統合失調症の治療薬としては認められていない。

早期発症の男性患者は陰性症状が目立ち、社会的予後が不良になることがある。一方で後期発症の女性患者では、抑うつ症状を呈することがあり、この場合比較的予後が良好といわれている。また男性では発症前の社会的適応状態が悪く、発症後にも物質使用障害（アルコールや大麻など）を合併することがあることから、女性と比較して予後が不良であると考えられている（Abel et al., 2010）。

Ｑ４：統合失調症における「ブロイラーの４つのA」に幻覚・妄想が含まれていないのはなぜか？

Ａ４：ブロイラーのいう基本症状は、シュナイダー（Schneider K, 1887~1967）の１級症状（表1）のように臨床症状ひとつひとつではなく、それらの背景に存在する基本的な心理機制を４つにまとめたところに意義がある。疾患の本質的な部分を４つの概念として示し、幻覚・妄想などの表面的な症状は副次的に産生されるものとした。

ブロイラーは４つのAのなかでも、とりわけ連合弛緩が重要であると考えていた。ブロイラーの

表１：シュナイダーの１級症状

考想化声
対話性または実況解説する声
自己の行為を批評する幻聴
身体的被影響体験
思考奪取・思考への干渉
考想伝播
妄想知覚
感情・欲動・意志のさせられ体験や被影響体験

４つのA

- **連合弛緩**：loosening of Association
- **両価性**：Ambivalence
- **自閉性**：Autism
- **感情平板化**：flattening of Affect

ブロイラーの基本症状

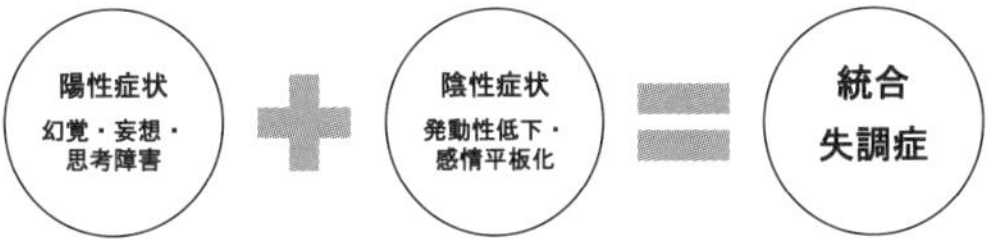
陽性症状
幻覚・妄想・
思考障害
陰性症状
発動性低下・
感情平板化
統合
失調症

統合失調症の症状は陽性症状と陰性症状に分けられる。

基本症状は後年になって、クロウ（Crow, 1980）が提唱したタイプⅠとタイプⅡの病型分類のうちのタイプⅡに取り入れられた。クロウのタイプⅡは感情平板化や会話の貧困化などを含む陰性症状が主体であり、幻覚・妄想などの陽性症状が主体となるタイプⅠよりも時間的に後になって生じることが多い。

Q５：統合失調症には遺伝的な脆弱性があると聞いたが、それでは予防法はあるのか？

Ａ５：統合失調症の発症例の多くは散発性であるが、そのなかで一定の遺伝傾向も認めている。欧米での研究（Gottesman, 1991）では、発症危険率は一卵性双生児（遺伝子の１００％を共有）で48％、二卵性双生児、両親、同胞、実子（遺伝子の50％を共有）で６～17％、おじおば、おいめい（遺伝子の25％を共有）で２～６％、一般集団（遺伝子の共有は０％に近い）で１％であった。

この数字の意味は、一卵性双生児の一方が発症した場合にもう一方が発症する可能性は約50％ということである。さらに２名のきょうだい間で一方が発症した場合に、もう一方が発症する可能性は９％である。また統合失調症患者の子供が発症する危険率は約13％であり、逆にいえば親が統合失調症でも子の87％は発症しないことになる。

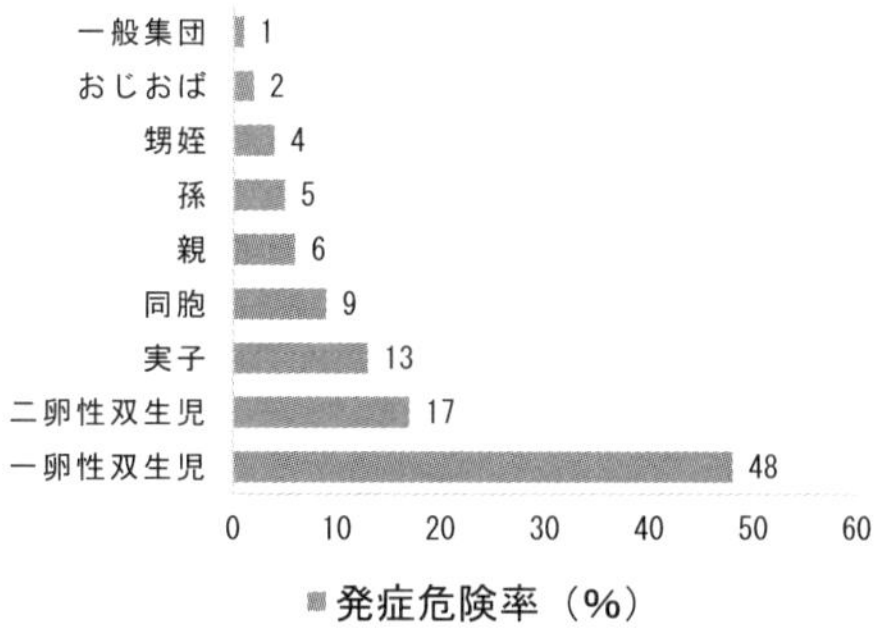

統合失調症の発症危険率を遺伝的関連性の順に示す。
（Gottesman, 1991）

双生児研究では、一卵性双生児の発症不一致組が調べられている。同じ一卵性双生児で発症した者と発症しなかった者の子供を比較したところ、統合失調症を発症する率はいずれも17％で差はなかった。これはリスクがあっても発症しない可能性と、発症せずともリスクは伝わる可能性の両方を示唆する結果である。遺伝的要因とは具体的には、染色体異常、ＳＮＰ（single nucleotide polymorphism：単塩基多型）、ＣＮＶ（copy number variation：コピー数変異）などがあげられる。

現時点では統合失調症に対する効果的な予防法はないが、早期発見に努めることで予後をよくすることが可能であるといわれている（Volavka et al., 2018）。さらに発症が思春期以降であることから、学校や家庭におけるいじめや虐待などの防止および精神疾患に関する教育活動が有効である可能性がある。

Q6：プレコックス感とはなにか？　その人の人となりとはどう違うのか？　統合失調症らしさ（プレコックス感）だけで診断することはできるか？

A6：初対面のときに観察者が統合失調症患者から受ける印象が、リュムケのいうプレコックス感（Rumke, 1948）である。「人となり」とも類似しているが、患者が世界のなかでどのように存在し、関わっているのかという概念である。リュムケによると、それは患者から観察されるすべての症状を取り囲む表現しようのない特性により、出会ってわずか数分、あるいはもっと短時間で、観察者に引き起こされる感覚である。プレコックス感は、主に患者との共感や感情的交流の欠落、本能的な疎通性の乱れ、患者にみられる行動や発語の変化などにより引き起こされるものである（Ungvari et al., 2010）。

従来型の古典的臨床診断では、プレコックス感の有無を統合失調症の特徴として重要視していた時期があった。しかし、DSMなどの診断基準が広く定着してからは、この概念のみで診断することはほとんどなくなっている。プレコックス感の有無による診断と、ICDまたはDSMを用いた操作的診断の一致度を検討した研究がある。それによると欧州のドイツにおける研究では、プレコックス感と操作的診断の一致率が高かった（感度0・85、特異度0・8、表2）（Grube, 2006）。さらにプレコックス感が強いほど、感情平板化や家族内の遺

表２：感度と特異度の違い

感度	ある集団において、疾患に罹患していた人のうち検査で陽性となった人の割合
特異度	ある集団において、疾患に罹患していない人のうち検査で陰性となった人の割合

伝負因が強かった。一方でアジアの香港における研究では、一致度はあまり高くはなかった（感度０・49、特異度０・58）（Ungvari et al., 2010）。したがって、プレコックス感のみに基づいた臨床診断は、評価者の臨床経験や文化差・地域差などに強く影響されると考えられる。

Ｑ７：どこまでの範囲が精神病なのか？

Ａ７：精神病とは〝psychosis〟（サイコーシス）の邦訳であり、主体になるのは統合失調症においてみられる幻覚や妄想である。精神病症状は観察者にとっては了解が不可能で、患者の全人格を病的に変化させる過程と捉えられている。詳細にはシュナイダーの一級症状（注）がそれに該当する。精神医学では古くから、精神病は〝neurosis〟（ニューロシス、神経症）との対比で用いられてきた。神経症とは、心理社会的要因により引き起こされる精神症状（抑うつ、不安、恐怖症など）をさしている。また神経症症状は、観察者において了解可能である点が精神病症状との大きな違いである。精神病症状は精神病にしか生じないが、神経症症状は精神病にも神経症にも起こり得る。

Q8：都市部の方が精神病圏と思われる人が多いように感じるのはなぜか？

A8：19世紀における精神医学の学問としての黎明期には、ドイツ学派を中心として臨床症状と経過および予後の詳細な観察が主体であった。統合失調症をひとつの疾患単位として提唱したクレペリンは、当時の収容施設において患者の診療にあたっていた。その頃のドイツは産業革命を経て人口が急激に増加し、大都市に人が集中するという経済発展期にあたっていた。一方で生活環境の激的な変化は、精神障害者を含む多くの不適応者を生み、その処遇のため精神科病院の原型がつくられたと考えられている。したがって精神医学の黎明期から、都市化と精神障害は密接な関連性があったのである。

最近の研究では統合失調症を発症させる環境要因として、産科的合併症（Cannon et al., 2002）、覚せい剤や大麻など物質使用・依存（van Os et al., 2009）、都市部での出生・発達、移民などがあげられている。世界中の32か国で発表された研究を集めた総説では、統合失調症の罹患率（有病率と罹患率の違いは表3を参照）は都市部で非都市部（注）より有意に高い値を示していた（McGrath et al., 2004）。

注：統合失調症Q4参照

表３：有病率と罹患率の違い

有病率	一定の期間において、ある集団内でその疾病をもっている人の割合（分母に患者数を含む）
罹患率	一定の期間において、ある集団内でその疾病が新たに発生する人の割合（分母には既に発症している患者は含まない）

大都市圏には他の非都市部から若年人口が流入する関係で、非都市部より若年人口すなわち統合失調症を発症しやすい年齢層の割合が多くなっている。さらに都市部での心理社会的ストレスや単身生活などが直接的な誘因となって、統合失調症が顕在化する可能性が高くなると考えられる。

注：厳密には非都市部とは都市と農村の混在した地域をさす。農村部だけを調査したデータは乏しいため統計に入っていない。

Ｑ９：統合失調症患者の眼球運動は動きが少なく特徴的なように感じられるが？

Ａ９：統合失調症患者には特徴的な眼球運動が認められ、その特徴によって健常者やうつ病などとの判別が可能であるという結果が報告されている（高橋他，2009）。探索眼球運動という目の動きを計測すると、統合失調症患者では対照群よりも有意に眼球運動の計測値が小さいという結果が得られている。方法としては横Ｓ字図形の標的図とその一部異なる図形を見せ、標的図とどの部分が違っているかを質問する。質問後5秒間にわたって患者の眼球運動を計測し、図形のどの部分を見ていたかをカウントして数値化するのである。

このような統合失調症患者で眼球運動が少ないという結果は、日本だけではなく中国、欧州、北米などにおいても確認されている。これらの研究から探索的眼球運動が統合失調症の中間表現型（注）として、疾患の診断や予後の判断に有用な情報をもたらすものと期待されている。

注：中間表現型とは、臨床症状の背景にある疾患特異的で計測可能な検査結果のことである。その種類は血液学的、遺伝学的、内分泌的、神経生理学的検査や、認知機能、脳画像などが想定されている。

Q10：陰性症状の顕著な統合失調症患者に対してはどのように対応すればよいか？

A10：陰性症状とは、PANSS（Positive and Negative Syndrome Scale）（Kay et al., 1987）で規定されている7つの特徴的な臨床症状（表4）をさしている。陰性症状は急性期を過ぎた頃から明らかになってくる場合が多いが、患者によっては最初から陰性症状が主体の症例もある。陰性症状は社会的予後（就労や学業）に大きな影響を与えるため（Picchioni et al., 2007）、

表４：統合失調症の陰性症状

感情平板化
感情的引きこもり
疎通性不良
社会的引きこもり
抽象的思考の困難
自発性と会話の流れの欠如
常同的思考

その治療や対応は臨床的にきわめて重要な問題である。

一般的に急性期を過ぎると抗精神病薬の投与量も漸減されるが、薬物の副作用による錐体外路症状（注１）の有無を確認する必要がある。近年では非定型抗精神病薬（注２）の使用が主流であり、これらの薬物は幻覚や妄想などの陽性症状とともに陰性症状への効果も期待できると報告されている（Moller et al., 2015）。しかし現時点でも陰性症状の強い症例に対しては、十分な治療効果は得られていない。

またＳＳＴ（social skills training、注３）は陰性症状に対して、薬物療法ほどではないが有意な効果があると報告されている（Turner et al., 2018）。したがって、非定型抗精神病薬とＳＳＴの併用が、現時点では最も効果的な陰性症状に対する治療方法と考えられる。

注１：抗精神病薬の投与により生じる錐体外路症状とは、手指振戦、無動、筋の固縮、流涎、動作緩慢などで、陰性症状と区別がつきにくいことがある。
注２：非定型抗精神病薬とは、リスペリドン、オランザピン、クエチアピン、ペロスピロン、アリピプラゾール、ブロナンセリン、クロザピン、パリペリドン、ブレクスピプラゾールをさす。
注３：ＳＳＴとは社会的交流、社会的活動、対人関係技能の回復に焦点をあてた心理的介入方法である。当初は退院後の再入院を防止するために開発さ

れ、ロールプレイやモデリングなどの行動学的技法を用いることが多い。近年では社会復帰のための重要な手段として用いられることが多くなっている（リバーマン，2011）。

Q11：病識がない患者が回復し病識を獲得すると、病気のことをどのように認識するのか？

A11：病識の定義は古くから、精神医学あるいは哲学的な視点から議論されてきた。ヤスパース（Jaspers K, 1883〜1969）は「人が自己の体験に対し、観察し判断しながら立ち向かうことを疾病意識とし、そのうちの正しい構えの理想的なものが病識とされる」と定義している。また最近では「何らかの疾患に罹患しており、それが精神障害であること」と「精神的な変化の体験を病的であると認識できる能力」の２つをあわせたものが病識である（David, 1990）と定義されている。

病識欠如は典型的には、統合失調症の急性期にみられる症状である。その原因は未だ解明されていないが、脳機能の障害であるという説、メタ認知の障害であるという説、心理的防衛機制であるという説などがある（注）。病識を得ることで、疾患の成り立ちや経過を一般的な知識として知り、病的体験を他の患者らと話し合い、自分なりの成功体験を積み重ねていくことが可能になるとされている（池淵，2017）。

注：右大脳半球の障害で自分の左半身麻痺を認めないという病態失認が出現することがあることから、病識欠如は脳機能の問題であるという仮説がある。メタ認知とは自分のことを客観的に認識し、他者の視点からみた場合に自分がどうみえるかを捉える能力である。

Ｑ12：思春期に発症する統合失調症における介入で気をつけるべき点はあるか？

Ａ12：思春期には統合失調症が初めて顕在化する可能性があるので、その診断と治療的介入は慎重に行う必要がある。一般的に発症早期は、幻覚や妄想などの一級症状を示すことはまれである。患者は漠然とした不安感、抑うつ、行動面での変化、集中力低下や社会的引きこもりなどの症状を示す場合が多い。最初は家庭医や学校医による診察を受け、その後に必要があれば精神科専門医の診察を受けることになる。診断が確定すれば少量の抗精神病薬を投与して経過をみるが、入院などの処遇はさまざまなリスクやサポートの有無を考慮して行う必要がある。

精神症状の発現から初期治療を受けるまでの期間はＤＵＰ（duration of untreated psychosis）とよばれ、これが長いほど予後が不良になるといわれている。したがって、思春期患者への治療的介入は、患者の社会復帰に重要な意味をもっている（Picchioni et al., 2007）。最近ではごく軽度の精神病症状が出現したり消失したりしている状態をARMS（at risk mental state）とよび、その時点での初期介入を働きかけることが必要とする意見もある（van Os et al., 2009）。

Q13：通常の治療で症状の改善が得られない場合にはどうするのか？

A13：そのような症例は治療抵抗性とよばれており、いくつかの治療方法が提唱されている。治療抵抗性とは「2種類以上の抗精神病薬を十分な量で十分な期間（4週間以上）投与されたにもかかわらず反応がみられない場合」と定義されている（注）。この場合にはクロザピンによる薬物治療が第一選択になっている。クロザピンには顆粒球減少症という重篤な副作用があるため、血液検査など厳密なモニタリングが必要となる。クロザピンが使用できないか効果が不十分な場合は、修正型電気けいれん療法が適応になる（統合失調症薬物療法ガイドラインより抜粋）（日本神経精神薬理学会，2017）。

注：十分な量とは1種類以上の非定型抗精神病薬を含み、クロルプロマジン換算で600mg／日以上とす

る。治療に反応がみられないとは、中等度の症状と中等度の社会的機能までに至らないこと。定型抗精神病薬については1年以上の投与歴があること。ここでいう中等度の症状とは、感情の平板化や会話の分かりにくさ、ときに生じるパニックなどを含んでいる。また社会的には友人や同僚との交流が少ないものの、一定以上は存在している状態をさす。

第3章　気分障害

Q1：うつ病の治療は職場で仕事をしながらのほうがよいのか？　もし職場に強いストレスがある場合も同様に職場にいながらの治療がよいのか？

A1：軽度のうつ病の場合は、日常生活や職域における機能低下が少ないので、勤務しながらの治療も可能だと考えられる。一方で重度のうつ病の場合には、症状は苦痛に満ちており、それに伴う機能障害も重度であることから、勤務を続けることは困難であろう。問題は中等度のうつ病の場合で、勤務しながらの治療も可能かもしれないが、職場のストレスが強い場合には休務させる場合がある。このような休務するかしないかの判断は、患者の状態、職場環境、周囲のサポート体制などを考慮して個別に決定するべきものである。

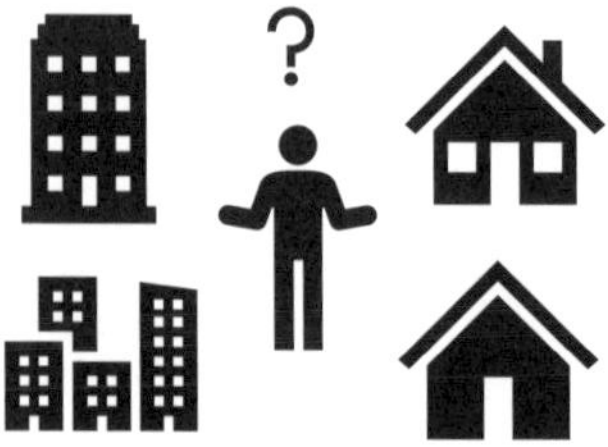

うつ病の治療をすすめる上で、仕事に従事しながら行うか完全に休務させるかは、ケースバイケースで考える。

一般的には休務させることの利点として、(1)休養を与えストレスフルな環境から距離を置くことができる、(2)回復のために精神療法や認知行動療法などを受ける時間的余裕が与えられる、(3)危険な作業に従事する人は事故などを起こす危険性がなくなる、などがある。一方で休務による欠点として、(1)活動性が下がることでうつ病がさらに悪化する、(2)同僚から離れることで疎外感が増す、⑶二次的な不安を増強し職場恐怖ともいえる状態になる、⑷休務が長くなるほど予後が不良になる、などがある。以上のような利点と欠点を秤にかけて、臨床的な判断を下す必要がある（Bilsker et al., 2006）。

Q２：うつ病になりやすい人の性格的な特徴はあるか？

A２：病前の性格傾向として、外交的、内向的、几帳面、周囲の人に気を遣ってしまう（他者配慮性）、他人の評価を気にする（対人過敏性）などに加え、元々明るく活発（発揚性）、気分の波が大きい（循環性）、出来事によって気分が変わりやすい（気分反応性）などが重要である（日本うつ病学会, 2019）。古くはクレッチマーが循環気質と躁うつ病、下田が執着気質とうつ病、テレンバッハがメランコリー親和性とうつ病などの関連性をあげている（注）。また最近では幼小児期の虐待やいじめなどの経験は、成人以後にうつ病に罹患する可能性を増加させること（Li et al., 2016）、発症した場合にはうつ病の予後が不良になりやすいこと（Nanni et al., 2012）などが報告されている。

注　：循環気質：クレッチマーにより提唱された、明るく高揚している時期と暗く抑制的な時期とが交互に現れる性格傾向を示す。一般的に社交的、開放的、快活な人柄であり、活発な活動性を示す。肥満型の体型であることが多いとされる。

執着気質：下田により提唱された日本人によく認められる性格傾向で、物事に几帳面に取り組み、徹底的に最後まで完遂させようと努力するタイプである。

メランコリー親和型：テレンバッハにより提唱されたうつ病の病前性格で、几帳面で徹底的に物事に取り組み、何よりも秩序を重んじて、周囲にも配慮を欠かさないようなタイプである。

Q3：うつ病者にどのような言葉をかければよいか？

A3：医療者としての初期対応について、ここでは日本うつ病学会治療ガイドラインを参考にする。初めてうつ病になった患者に対しては、患者のネガティブな考えを受け止めつつ、それをゆっくりと是正するような話しかけをするのがよい。患者は精神疾患の診断に困惑しているので、それに共感しつつ同時に患者の極端な思い込みや病気の原因探しに巻き込まれない態度が必要である。いずれにしろ患者との関係性をどのように構築し、治療に結び付けていくかを考えた言動が求められる。またうつ状態が重篤な場合や希死念慮が強い場合には、そばに付き添うなどの対応が必要である（日本うつ病学会，2019）。

Ｑ４：気分障害は何のきっかけもなく発病することはあるのか？　もしその場合は、外因・内因・心因のうちどれなのか？

Ａ４：気分障害の発症には、それが内因性であったとしても心理社会的な誘因（心因）が認められることが多い。患者自身はそのような誘因を否定したとしても、家族や職場の同僚などの観察から働き過ぎや過活動の時期があることが分かる。再発を繰り返している双極性障害などでは、一見すると何の誘因もなく躁状態またはうつ状態が出現することもある。このような場合は、内因によって生じる気分変動と推測される。

Ｑ５：うつ病で患者が治療を拒否した場合はどのように対処するのか？

Ａ５：治療を受けないことで患者や周囲に及ぶ不利益が明確であり、また患者自身が精神障害によって判断能力が低下している場合には精神保健福祉法による非自発的な治療へ移行する場合がある。これは法律的に医療保護入院、措置入院、応急入院などに分けられ、それぞれ条件を満たしている必要がある。

入院治療を考慮すべき状況としては以下のようなものがある。⑴自傷他害の危険性が切迫しているが、見守ってもらう人がいない場合、⑵水分や食事をほとんどとれない場合、⑶重篤な身体合併症が併存している場合、⑷服薬アドヒアランス（注）が不良の場合、⑸十分な休養がとれない場合、などである（日本うつ病学会，2019）。

注：アドヒアランスとは、患者が単に医療者の指示に従って治療を受けるのではなく、患者自身が病気を受容して積極的に治療に参加することをいう。

Q６：うつ病は再発しやすいと聞いたが、どの程度が再発するのか？　またどんなタイプの人が再発しやすいのか？

A６：欧州で３０１人の初発うつ病患者を5年間経過を追跡した前向きコホート研究では、５年後の累積寛解率（注）は83％であった。逆にいえば5年間経過しても、17％の患者は一度も寛解にまで至らなかったことを示している。うつ病の再発は5年後までの累積で31％に認められ、ほぼ３人に１人が再発を経験していた。再

初発うつ病の5年寛解率

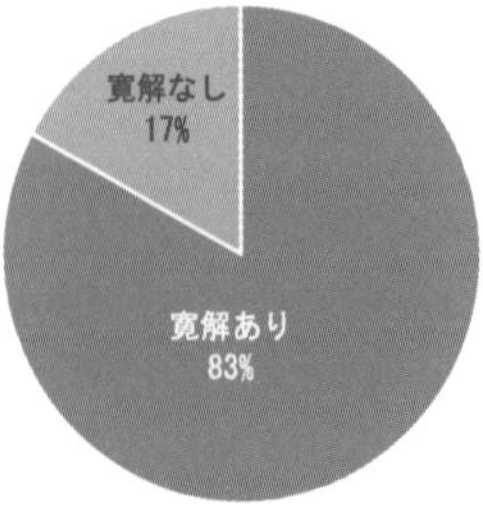

初発うつ病患者を５年間追跡した研究では、累積寛解率は83％であった。つまり17％の患者は５年間で一度も寛解に至らなかったことになる。
（Bukh，2016）

発率に男女差はなかった。5年間に9％弱のうつ病患者が、双極性障害に移行していた。臨床経過に関連する諸要因として、最初の2種類の抗うつ薬に対する反応性の悪さは、再発率の高さ、寛解率の低さ、双極性障害への移行に関連していた。自殺念慮と不安障害の合併は、寛解率の低さに関連していた。初回うつ病の重症度は、再発率の高さに関連していた。気分障害の家族歴と薬物・アルコール依存歴は、双極性障害への移行に関連していた（Bukh et al., 2016）。この研究は初発例だけを扱い、5年間の経過を追った貴重なデータを提供している。一方で双極性への移行に関しては、より高い割合（30％程度）を報告している研究もある。

注：うつ病の寛解とはハミルトンうつ病評価尺度（17項目）の合計点が7点以下である場合をさす。ハミルトンうつ病評価尺度はHamiltonにより開発された尺度で、観察者が過去7日間の患者の症状から判断するものである。合計点が23点以上は最重症、19～22点は重症、14～18点は中等症、8～13点は軽症とされ、7点以下は正常範囲とされている（GRID-HAMD）（日本臨床精神薬理学会，2003）。

Q7：うつ病の自己チェックリストを自分で経験してみたい。

A7：うつ症状の自己式評価尺度はSDS（Self-rating Depression Scale）、BDI（Beck Depression Inventory)、QIDS-J（Quick Inventory of Depressive Symptomatology-Japanese version）などが有名で臨床場面でも頻繁に用いられている。SDSはZungらによって開発された尺度で、20項目の質問から構成されている（三京房）。BDIはBeckらにより開発された尺度で、21項目の質問から構成されている（日本文化科学社）。これら2点は日本語版が作成され、出版社から販売されている。QIDSはRushらにより開発された尺度で、16項目の質問から構成されている（藤澤，2018）。自己式評価尺度は簡便な手法であるが、うつ病の診断を確定するための手段ではないということを注意すべきである（注）。

注：SDSでは39点以下、BDIでは10点以下、QIDS-Jでは5点以下がそれぞれ正常範囲のうつ状態とされている。診断は必ず臨床経験の豊富な、精神科専門医の面接を受けることが必要である。

Q8：うつ病と心身症の区別はどうするのか？

A8：心身症の定義（注）としては、明らかにうつ病から生じた身体症状は心身症から除外されている。古典的には十二指腸潰瘍、潰瘍性大腸炎、本態性高血圧、気管支喘息、関節リウマチ、アトピー性皮膚炎、甲状腺機能亢進症の7つの疾患が代表的な心身症とされていた（大矢，2018）。例としてはストレスに曝露されている子供に、喘息発作が起きたりアトピー性皮膚炎が悪化するなどである。

しかし、ほとんどすべての疾病に心理社会的側面があることが前提となった昨今では、心身症は精神障害とは切り離して考えることが多くなっている。その例として、ＤＳＭなどの診断基準に心身症の項目は含まれていない。一方で、近年になり患者数が増加している疾患に慢性疼痛がある。慢性疼痛患者はうつ状態を合併する頻度が高く、抗うつ薬などを含めた精神医学的対応が必要になる症例も多い（小林他，2013）。

注：心身症とは身体疾患のなかで、その発症や経過に心理社会的因子が密接に関与し、器質的ないし機能的障害が認められる病態をいう。ただし神経症やうつ病など、他の精神障害に伴う身体症状は除外する（心身医学，1991）。

Ｑ９：うつ病患者は全国にどのくらいいるのか？　また医療機関にかからない患者を発見する方法はあるか？

Ａ９：２０１３〜２０１６年にかけて全国で行われた精神疾患に関する研究では、質問紙および面接による一般住民の調査が行われ、全体のうち43％である２，４５０人から有効な回答を得ている（川上，2016）。その結果ではいずれかの気分障害（注1）の生涯有病率は7・0%で、12か月有病率は3・2%であった。これに関して過去に精神科医を受診したことのある者は33%、一般医を受診したことのある者は20%であり、あわせて38%しか医療機関を受診していなかった。また何らかの専門家または相談者（注2）を加えても、全体の46%しかこころの問題に関して外部に相談していなかった。

このようにわが国においては、精神疾患への罹患を率直に打ち明けて医療機関を受診するという習慣が十分ではないと考えられる。厚生労働省や国立の研究機関では、ウェブサイトを開設して積極的な情報発信を行っている。特に産業医学的観点から職場における検診を有効活用し、不眠、大量飲酒、ストレスチェックなどを行うことで早期発見・受診へつなげることが肝要である。

うつ病の受診率

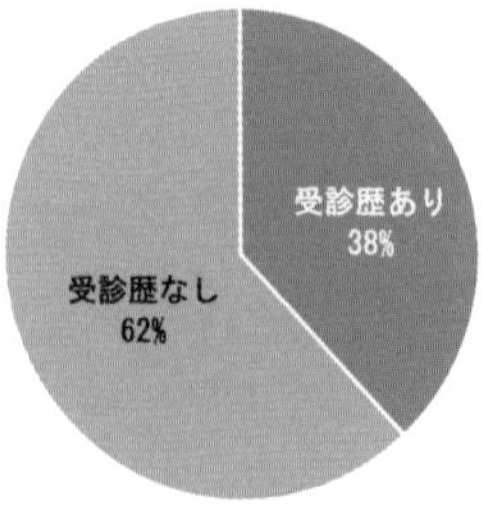

全国で行われた調査では、うつ病に罹患したことのある人の中で、過去に精神科医もしくは一般医に受診歴のある者は38%しかいなかった。
（川上，2016）

注1：いずれかの気分障害とは、大うつ病性障害、小うつ病性障害、躁病エピソード、双極Ⅰ型障害、軽躁病エピソード、双極Ⅱ型障害、気分変調性障害のいずれかである。
注2：専門家とは心理士、ソーシャルワーカー、カウンセラー、看護師など、相談者とは宗教家、漢方医などをさす。
厚生労働省では以下のサイトを開設している。https://www.mhlw.go.jp/kokoro/

Q10：通常の治療でうつ病の症状改善が得られない場合はどうするのか？

A10：まず診断をもう一度見直し、見逃している併存疾患に注意を払い、服薬がどの程度順守されているかを確認する。それらに対して適切な処置を行っても症状が改善しない場合は、抗うつ薬の増量あるいは抗うつ薬の種類（注1：SSRI，SNRI，NaSSA，TCAなど）を変更する。次いで抗うつ効果増強療法として、リチウム製剤、甲状腺剤（T3／T4）、抗てんかん薬（ラモトリギン、バルプロ酸、カルバマゼピン）の追加投与を検討する。また非定型抗精神病薬（アリピプラゾールなど）を投与することもある。最終的にこれらが奏功しない場合には、修正型電気けいれん療法を行う（日本うつ病学会，2019）。また近年では難治性うつ病患者に対する、経頭蓋磁気刺激法（注2）の有効性が数多く報告されている（Somani et al., 2019）。これを受けて2019年から、同刺激法が健康保険収載された。

注1：SSRI：selective serotonin reuptake inhibitor、選択的セロトニン再取り込み阻害薬、SNRI：serotonin noradrenalin reuptake inhibitor、セロトニン・ノルアドレナリン再取り込み阻害薬、NaSSA：noradrenergic and specific serotonergic antidepressant、ノルアドレナリン作動性・特異的セロトニン作動性抗うつ薬、TCA：tri-cyclic antidepressant、三環系抗うつ薬

注2：経頭蓋磁気刺激法（transcranial magnetic stimulation: TMS）はパルス磁場を用いて、脳皮質の局所領

域に電流を誘導し、神経細胞を刺激することによって、既存の抗うつ剤治療で十分な効果が認められないうつ病患者の症状を改善する手法である。

Q11：うつ病と統合失調症の陰性症状に違いはあるのか？

A11：統合失調症の陰性症状とは感情平板化、会話の貧困、意欲減退などをさす（Crow, 1980）。うつ病では興味や喜びの減退、気力、思考力、集中力の減退が診断基準（DSM-5）にあり、その一部は統合失調症の陰性症状と重なる可能性がある。両者の最も異なる点は、うつ病での抑うつ気分や焦燥感、それに伴う無価値感、罪責感、希死念慮などで、これらはうつ病に特徴的とされる。

統合失調症の陰性症状に特徴的なのは、平板化した感情であり情動自体の表出が少なくなるのである。しかし近年では統合失調症にうつ状態が合併する割合は40％程度とされ、一過性にうつ状態を示す割合は80％にまで達するともいわれている。統合失調症のうつ状態は、その存在が疾患自体の予後に関連していると報告されている。統合失調症のうつ状態で最も特徴的な症状は、「希望のなさ」であるという。（Upthegrove et al., 2017）

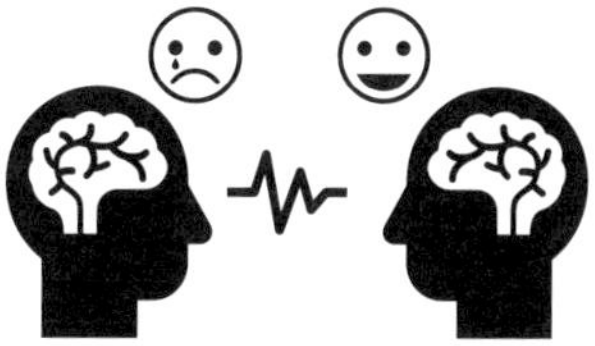

こころの病気であっても、その基盤には脳機能の変化があり、それは画像検査などで捉えることができる。

Q12：双極性障害の躁状態とうつ状態では脳に何が起こっているのか？

A12：うつ病患者の脳では前頭葉活動の低下や帯状回活動の変化、扁桃体などを含む辺縁系の機能障害が起きていることが神経画像研究で報告されている（Gong et al., 2019）。また双極性障害では前頭葉と辺縁系を結ぶ回路が両側半球で、前頭葉と基底核を結ぶ回路が左半球で障害を受けているという結果が報告されている（Phillips et al., 2014）。このような神経画像法による研究では、精神疾患はこころの病気といわれていても、実際には脳の機能的障害が原因で起きているということが分かる。しかし脳内の変化が、そもそも何によって引き起こされているのかについてはまだ解明されていない。

Q13：躁のみを症状とする「躁病」がないのはどうしてか？

A13：DSM-5ではうつ病エピソードがない場合も、双極性障害と診断される。その理由は躁病エピソードのみで発症した患者のほとんどは、経過を観察するうちに必ずうつ病エピソードを発症し、双極性障害と診断される可能性が高いからである。しかし研究者のなかには、生涯にわたり躁病エピソードのみを示す「単極性躁病」という概念も必要であるという意見もある。

若年者を長期間追跡した結果では、単極性躁病が1・5%で単極性軽躁病が1・8%の頻度で見つかっている。単極性躁病は、⑴発症年齢が若い、⑵精神病症状が多い、⑶病相周期が遅い、⑷自殺企図が少ない、⑸機能的予後がよい、などの特徴をもつとされる(Angst, 2015)。入院を必要とした躁病患者の10年の経過では、87例中で19例(22%)が引き続き躁病エピソードのみを有していた(Perugia et al., 2007)。しかし患者の生涯にわたる経過を調査することは困難であり、今後も引き続き検討が必要な事項である。

Q14：ストレスの感じ方で性差はあるか？

A14：ストレスの感じ方には個人差が大きく、また置かれている環境や人間関係にも左右される。ストレスに関係した性格傾向としては、質問紙法のTCIで測られる損害回避（注1）や、NEO-FFIでの神経症傾向（注2）などがある。ストレスへの反応としての精神障害の発症を男女差として検討した場合には、一定の差があると考えられている。出生直後から3歳程度までは、男性でＡＳＤやＡＤＨＤなどのリスクが高まる。その後は思春期から青年期には男性で統合失調症の発症リスクが高まる。

この原因としては、胎児期における母体への生理的または心理的ストレスが、男性において脳の発達に変化を与える可能性が指摘されている。一方で女性では思春期から生殖年齢にかけて、気分障害の発症リスクが高まる。また更年期以降になり、女性では気分障害その他の発症リスクが高まる（Bale et al., 2015）。社会的な役割分担における性差もストレスの原因として重要であり。自殺による死亡率は男性で女性の２〜３倍程度になる。

注１：ＴＣＩ（temperament and character inventory, Cloninger, 1993）では気質として新奇性追求（novelty seeking）、損害回避（harm avoidance）、報酬依存（reward dependency）、持続（persistence）の４種類を、性格として自己志向（self directiveness）、協調（cooperativenss）、自己超越（self transcendence）の３種類を定義している。損害回避は精神障害との関連性が指摘されているが、男女で得点に有意差はなかった（木島他，1996）。

注２：ＮＥＯ-ＦＦＩ（neuroticism, extraversion and openness-five factor inventory）では性格を５つの因子（神経症傾向：neuroticism、外向性：extraversion、開放性：openness、調和性：agreeableness、誠実性：conscientiousness）に分けて考える。神経症傾向と精神障害の関連性が指摘されているが、多数例の日本人における研究では30歳代まで男女で得点に有意差はなかった（並河他，2010）。

Q15：介護うつという言葉があるが、介護をしていてうつ病になる人は多いのか？

A15：介護施設職員184人を対象とした研究では、うつ病自己評価尺度得点（SDS）の平均値は42・1で、軽度抑うつ以上を示す者の割合は55％であった。抑うつ状態には年齢、職種、仕事の満足度、相談者の有無などが関連していた。職業性ストレス評価の総合健康リスク値では、従来型特別養護老人ホームと障害者支援施設の職員で数値が高かった。リスク値は職種別には、介護職と役職者において高かった。本調査のSDS平均値と抑うつ状態の者の割合は、一般企業労働者の調査における平均値38・1および軽度抑うつ以上39・9％より高かった。したがって、介護施設職員は企業労働者に比較し、抑うつ傾向が高い状態にあることが推察された（原田他，2013）。

Q16：努力しているが成果に結びつかない状況が繰り返されると精神疾患になるか？

A16：これは学習性無力症（learned helplessness または学習性絶望感）といわれる動物実験で動物に与えられる状況と類似している。実験では動物が逃げられない状態で、電気刺激などの嫌悪ショックを与える。そうすると逃げられる状況にいた動物ではその後の行動に変化はな

動物実験における学習性無力症は、ヒトにおけるうつ病のモデルと考えられている。

いが、逃げられない状況にいた動物ではうつ病に類似した行動を示すようになる。この変化には、攻撃性の低下、社会行動の低下、飲食量の低下、刺激性の亢進、不安様行動などがある。これに類似した実験がヒトでも行われており、困難な状況下で答えの出ない問題をやらせた結果、回答する努力を回避するなどの行動変化が観察されている。これらのことから学習性無力症の研究は、うつ病の動物モデルと考えられている（Maier et al., 2016）。

Q17：うつ病はうつると聞いたことがあるが、本当か？

A17：うつ病は細菌やウイルスによる疾患ではないので、単純な意味で感染する可能性はない。しかし人には感情伝染（emotional contagion）といって、相手の表出している感情が自然と自らにも生じる現象が起こることがある。例えば相手が笑っていると自分も楽しくなるとか、相手が悲しそうなら自分も悲しくなるなどである。そのような心の動きは個人差があり、敏感な人では相手の感情に強く反応してしまうことがある。したがってメンタルヘルスに関わる人で感情伝染性が高い場合は、仕事をするうえでストレスが強まる可能性がある。

注：共感性（empathy）には、感情的共感性と認知的共感性の2つがあると考えられている。上に述べた感情伝染は感情的共感性であり、相手の示している感情を認識する能力である。一方で認知的共感性とは相手の考えや意図を読み取る能力であり、両者は同じ共感性であっても脳内のメカニズムが異なっていると考えられている。一般の医療専門職（医師や看護師）を対象とした研究では、共感性が高いと仕事での燃え尽きが少ないと報告されている（Williams et al., 2017）。すなわち共感性が高く、周囲の意図を読み取り協調性のある行動をとる人は、仕事上のストレスを抱えにくいという。

第4章　神経症とストレス関連疾患

Q1：不安障害や限局性恐怖症の薬物によらない治療方法はあるか？

A1：不安障害その他の薬物以外の治療方法として、認知行動療法や曝露療法などが行われる。恐怖の対象となる事物に曝露し、不安やパニックなどが惹起されないことを確認していく手法である。特に恐怖症では回避行動があるため、馴化とよばれるプロセスによって不安が徐々に緩和されるまで接触を続ける。認知行動療法は全般性不安障害、パニック障害、強迫性障害、PTSDなどに有効性があることが確かめられている（Norton et al., 2007; Hofmann et al., 2008）。

Q2：不安障害、パニック障害、強迫性障害などの治療に関して、薬物療法以外の具体的な治療法が知りたい。

A2：強迫性障害、パニック障害、社交不安障害、PTSDについては認知行動療法という薬物に拠らない治療方法がある。それぞれ所定の研修を受けた専門家（医師、看護師、公認心理士師など）によって施行される必要がある。パニック障害と社交不安障害に関しては、まずアセスメント面接を行い患者の症状や生活歴などを聴取して治療目標を設定する。次いで疾患についての心理教育を行い、一般的な病気の説明を行う。さらに疾患の認知行動モデルを患者とともに作成し、症状を誘発し増悪させる要素について考えていく。

さらに症状を回避するための安全行動が、かえって不安を増強させ治療に抵抗していることを理解させる。自己に対する否定的なイメージを、徐々に肯定的なイメージへ変換させていく。自分自身の呼吸や脈拍などへの注意を、外的な刺激への注意へ移していく。実際の行動を通じて、予期していたような不安が起こらないことを確認する。過去の発作時の記憶に振り回されないようにする。以上のような過程を治療者とともに繰り返し行うことで、パニック発作や社交不安を軽減していく（関他，2016; 吉永他，2016; 中谷他，2018; 金他，2016）。

Q３：誰でも瞬間的にパニックになることはあると思うが、正常と不安障害との境はどこにあるのか？

Ａ３：精神疾患と正常の境目は厳密なものではないため、ここから先は病気という線引きは困難なことが多い。操作的診断基準としては、臨床的に強い苦痛や社会的・職業的・学業的な機能障害を起こしている場合に病気と診断される。

Q4：神経症性障害の男女差について知りたい。

A4：わが国における精神疾患の有病率に関する調査では、全般性不安障害は男性で0・9%、女性で2・2%に認められ、性別の差が有意になっている。またPTSDにも有病率に有意な性差があり、男性で0・2%で女性は0・9%であった。大うつ病性障害でも、女性（6・9%）が男性（4・3%）よりも有病率が高い（川上，2016）。

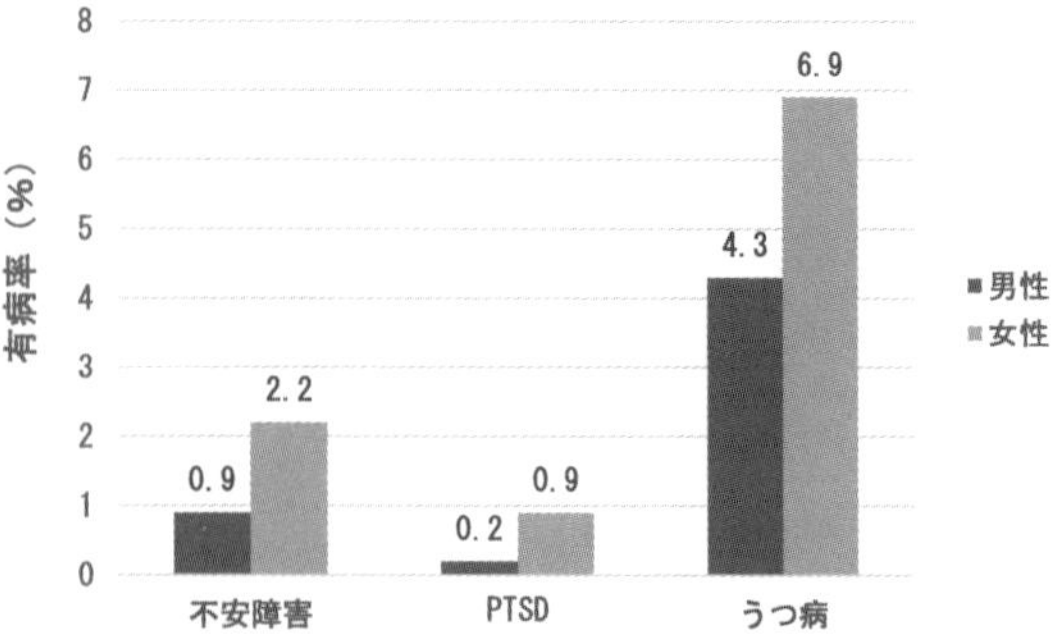

神経症性障害とうつ病の有病率は、いずれも女性において男性よりも有意に高かった。（川上，2016）

このような女性における精神疾患の有病率の高さには、出生前から出生後、さらにはライフスタイルの違いや出産を経て更年期に至るまでの多くの因子が関係している。まず子宮内において母体から受ける性ホルモンの影響や、出生後環境における性ホルモンの血中濃度の違いが成長後の行動面に影響を与えると考えられている。さらに女児は幼小児期から虐待に遭遇する頻度が男児よりも高いため、後年になってから精神障害を発症しやすくなる可能性がある。社会的な影響として、児童期の集団内での行動様式が女性においてストレスを招きやすい状況になる可能性がある。第二次性徴やその後の出産育児に関するストレス、さらに更年期における急激な性ホルモンの低下なども影響していると考えられる（Altemus et al., 2014）。

Ｑ５：テスト前の不安はどうしたら治るか？

Ａ５：テスト不安（test anxiety）は数学不安（math anxiety）などと類似した神経症性の不安であるが、症状の程度によっては学生生活に支障を来すことがある。メタ解析の結果では、テスト不安の強さは、大学入試などを含む幅広い分野の学業成績と負の相関関係があった。その程度は学業成績において、中間層の学生で最も強く表れていた。テスト不安は学生の自尊心と強い関連性をもっていた。

さらにテストの難易度とその結果から得られる利益が、テスト不安の強さと関連していた（von der Embse et al., 2018）。医学教育では看護学生におけるテスト不安への対応が報告されており、そのなかには以下のような方法が含まれている。⑴環境調整：柑橘系の香りを嗅ぐ、ＢＧＭにクラシック音楽を流す、テスト前に犬と交流する、⑵行動変容：バイオフィードバック、筋弛緩運動、教員によるガイダンス、暗示などである（Quinn et al., 2017）。

Q６：強迫性障害の症状のなかで、特に多い強迫的な症状はあるか？

A６：次のような症状が典型的だと説明されている。

(1)不潔恐怖・洗浄強迫：病気になるのではないか心配になり、汚いと思うものを触った後で何度手を洗っても安心できない。1日のほとんどの時間を手洗いに費やし、その他の必要なことができなくなる。

(2)確認強迫：ドアや窓の鍵を閉め忘れたのではないか心配になり、何回も確認するが安心できず家から離れることができない。

(3)加害恐怖：自分がだれかを傷つけてしまう、または傷つけてしまったと思い、苦痛で仕方がなくなる。車を運転していて、どこかで誰かを轢いてしまったのではないかと心配する。

(4)不完全恐怖・完全強迫：勉強をしようとして計算が正確にできたか気にしたり、文章を理解できたか不安になりはじめ、読み直してばかりで勉強が進まなくなる。

(5)縁起強迫：「死」、「苦」、「4」、「9」などの文字を見ると、恐ろしい出来事が自分の身に降りかかる気がして新

日本人に多い強迫症状

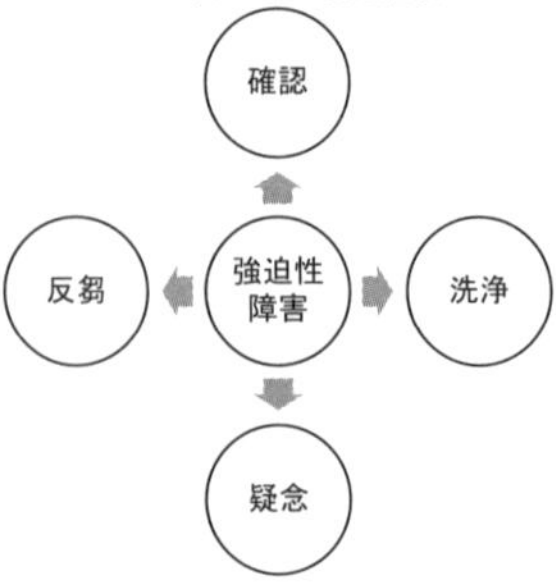

日本人における強迫性の特徴として確認、洗浄、疑念、反芻の４項目があげられている。
（細羽，1992）

聞や雑誌を読めなくなる（日本不安症学会より）。

モーズレイ強迫症尺度（Maudsley obsessional compulsive inventory）日本語版（細羽他，1992; 黒宮他，2013）を用いた研究では，日本人の健常大学生における強迫性の特徴としては確認，洗浄，疑念，反芻（繰り返し思い返すこと）の４項目があげられている。

Q７：解離性健忘では，ある記憶が一生思い出せないことはあるか？　また思い出すきっかけは何か？

A７：日常診療でみられる解離性健忘では，ストレスにより今までの生活史の一部または全部を想起できない状態になる。分類としては逆向性健忘の形をとり，ある連続性をもった期間においての自分が経験した事象を想起できない。またそのような想起不能な期間が不連続で，点々と島状に存在することもある。全生活史健忘では，自分の故郷や両親・家族，学歴・職歴などを含めて一切が思い出せない状態となる。遁走を伴う例では生活環境から突然に失踪し，遠く離れた場所で発見されたり，あるいは長期間にわたり生活している例もある。

健忘を生じる直接的な誘因としては，職業上あるいは生活上の強いストレスであることが多い。また発症前に長期にわたり，心理的葛藤を生じやすい状況にさらされている場合が多い。治療的な環境にあれば通常は数日から数か月の間で、徐々に記憶を取り戻していく。忘れていた記憶を思い出すきっかけとしては、誘因から離れることや葛藤状況に何らかの解決がもたらされたような場合である（菊池，2011）。

Q8：一時的な体調不良などで頻回に病院を訪れて検査などを行っても、特段の異常もなく帰されるような患者は精神疾患なのか？

A8：DSM-5における身体症状症、あるいはプライマリケアにおけるmedically unexplained symptoms（医学的に説明がつかない身体症状：MUS）（Chew-Graham et al., 2017）は、一般臨床においてしばしば遭遇する患者群である。定義としては、持続的な身体症状に対して適切な診察や検査を行っても、その症状を十分に説明し得る特異的な病理が見つからないような状態をさす。頻度としてはプライマリケアの場においては、何らかの身体症状症をもつ患者の割合が26～35％であると報告されている（Haller et al., 2015）。

心身相関という言葉があるように、こころと体はつながっており、どちらか一方が不調になるともう一方にも変化が生じることがある。このような患者に対しては、その心配を真剣に受け止め、検査に異常がないことを十分に説明し、今後の治療方針について時間をかけて話し合うべきである。同時に医療者にも、そのような患者に対する不安や心理的葛藤といった問題が生じてくる可能性が高い。したがって、医療者に対しても、ＭＵＳ患者に関する教育やその対処方法などについて教育するべきである。

Ｑ９：同じストレス状況にあって、心身症を発症する人と発症しない人の違いは何か？

Ａ９：心身症では精神症状よりも身体的な症状（喘息発作、蕁麻疹、過敏性大腸など）が表面に出るという特徴がある。そこには心理社会的なストレスを受けた場合に、生体が異なった反応を呈する個人差の存在が示唆されている。したがって、ある人は心身症になり、ある人はうつ病や不安障害になるという差となって現れる。そのメカニズムはまだ解明されていないが、パーソナリティとライフサイクル、器官の脆弱性と環境などを含めた多要因モデルと考えることが可能である。

なかでも失感情症（alexithymia：アレキシサイミア）は、パーソナリティ要因として重要視されている特徴である。失感情とは感情を失っているわけではなく、自分に生じた感情に気づかず、したがってそれを言語化できないことを意味している。この概念は心身症の精神療法を行うなかで、患者が感情を表現することが苦手で、想像力や共感性が乏しいといった特徴を有していることに気がついたということに始まる（守口，2014）。失感情症はトロント・アレキシサイミア・スケール（TAS-20，注）で評価することができる。

注：日本語版TAS-20は信頼性と妥当性が検証されている（小牧他，2003）。

Q10：夢分析とはなにか？ どのように臨床で活かすのか？

A10：フロイト（Freud S, 1856〜1939）によれば夢は潜在的で無意識にある願望などが、変形されて意識にあげられてくる過程とされている。したがってその内容を解釈することは、主に神経症を中心とした精神疾患の診断や治療に有益であると考えられていた。その後ユング（Jung CG, 1875〜1961）を含む多くの精神分析家たちが、夢や夢分析を心理療法やカウンセリングの手法として用い、精神分析における治療の一部となった。

夢分析を行う利点として、夢を対象とすることでクライアントとの治療的な結びつきを築くことが容易となる。次に夢からは、クライアントの病歴や生活史を含めた豊富な情報が得られる。またクライアントの言語的表出が乏しい場合にも、夢を題材にすることでコミュニケーションが円滑になる（名島，1995）など関係性を高めることができる。

しかし1950年代に夢と急速眼球運動を伴う睡眠（レム睡眠）の関連が明らかになり、夢を精神分析的ではなく脳科学的に扱う考えが主体となってきた。最近では健常者において想起された夢内容と性格傾向の関連などが検討され、悪い内容の夢は神経症的性格傾向と、良い内容の夢は外向的性格とそれぞれ関連することが報告されている（鈴木他，2012）。

注　：レム睡眠は睡眠覚醒障害Q2を参照のこと。

Q11：森田療法の治療目標は「あるがままに不安を受け入れる」であるが、それだけで治療として成立するのか？

A11：森田療法とは慈恵医科大学精神神経科・初代教授の森田正馬が自らの神経症体験を通して創始した、入院を基本とする神経症の精神療法である。この治療法の特徴は、神経症の不安や恐怖を排除するのではなく「受け入れること」で「とらわれ」から脱出するという点、自分の中にある健康な力や自然治癒力を最大限に生かしていくという点にある。

標準的には4期からなる治療を1～3か月程度で受ける。第Ⅰ期（臥褥期）は原則として7日間は病室に横になって過ごす。思い浮かんだものをあるがままに受け入れるようにする。

第Ⅱ期（軽作業期）は臥褥から起床して5日間、大きく身体を動かすような作業は行わず、片付けや木彫り、簡単な陶芸など、軽い作業に携わる。第Ⅲ期（作業期）は清掃や日常生活を整える共同作業、動物・植物の世話などの作業を行う。第Ⅳ期（社会復帰期）は一週間から1か月程度、外出・外泊を含めて社会復帰の準備を行っていく（慈恵医科大学森田療法センター）。

不安障害とうつ病に対する森田療法の効果を研究したメタ解析があり、治療効果はあるものの十分なエビデンスは乏しいと結論している（Wu et al., 2015; Jia et al., 2018）。

慈恵医科大学森田療法センター https://morita-jikei.jp

第5章　摂食障害

Q１：摂食障害の患者へ家族はどう関わればよいか？　友人が摂食障害になったことがあるが、そのような場合はどのように接するのがよいのか？

A１：最初はからだの症状を話題の中心にして、家族や友人の患者本人に対する心配を素直に話してみる。その会話のなかで患者本人が困っていることがあれば、それを自ら口にできるような関係を構築する。他人の目から見ると明らかにやせや摂食障害に見えても、最初からそのように決めつけた会話はしない方がよい。一人で話を聞くだけでなく、患者を取り巻く多くの人が患者の心身の健康を心配しているということを納得させるようにする。

話を聞いた者は患者の同意を得たうえで、その内容をしかるべき人、すなわち学校であれば担当教員、家庭であれば養育者、などに連絡することが必要である。病気であることが明確な場合は、受容的態度を保ちつつも医療機関、もしくは相談機関への受診を勧めるように話を向ける。初期には心理的な内容の質問や、そのような解釈を患者に告げることは避けたほうがよい。一方で身体的に急を要するような状況に至った場合は、救急受診などの適切な対応をすることが望ましい（安藤，2017a）。

無理に食べさせようとするのは逆効果になりかねない。まずは患者を問い詰めたりせずに、どうしてそのような行動を取るのか、きっかけや気持ちを聞いて受け入れることが重要である。そのうえで心配していることを伝え、よくなるために何ができそうかを一緒に考える。身体的に明らかに重症と思われる場合には、本人が嫌がっても病院を受診させる必要がある。食事や体重に関する直接的な話は医療者に任せ、できたことやよくなった点を取り上げて努力をほめる。病気の有無で周囲の人の愛情や関心が変わることはないことを伝える。家のトイレを独占するなど、食行動以外のさまざまな問題も経過中にみられる。そういう場合には話し合ってルールを設け、過干渉や過保護を防ぐことが重要である。根気強く患者と寄り添うことが必要である。（摂食障害ポータルサイトより抜粋）

摂食障害ポータルサイト　http://www.edportal.jp/

Ｑ２：摂食障害は難治性だと聞いたが、治療方法にはどのようなものがあるのか？

Ａ２：薬物療法に関して、神経性やせ症に対する向精神薬（抗うつ薬などを含む）の効果は十分に認められていない。一方で神経性過食症および過食性障害（注）については、抗うつ薬であるＳＳＲＩの過食症状に対する中程度以上の効果が報告されている。一般的に摂食障害患者は治療を拒む傾向が高く、そのため十分な症例数を用いた臨床研究が行われにくい状況である（Treasure et al., 2010）。神経性やせ症に対する個人精神療法は効果に乏しいが、家族療法は一定の効果を認めることが報告されている。思春期の神経性やせ症に対する家族療法では、まず家族全員を治療へ参加させ、摂食障害の疾病教育から家族内で生じている食事に関する諸問題を議論していくことで、症状の改善を図る（Jewell et al., 2016）。

注：神経性過食症と過食性障害の違いについては、前者では過食後の嘔吐、過剰なダイエットや運動などがあり、後者ではそれらがみられないと定義されている。

Q３：摂食障害の患者はどのくらいいるのか？ その好発年齢は何歳くらいか？ 摂食障害の予後はどうか？

A３：２０１４～２０１５年に全国の医療施設を対象とした疫学調査によると、患者数の推計値は神経性やせ症１２，６７４人、神経性過食症４，６１２人、過食性障害１，１４５人、他の摂食障害２，４４５人、分類不能３，６３０人であった。すべての診断を合算すると２４，５０６人となった。通院先は精神科が65％を占め、居住地は都市部が70％を占めていた。平均年齢は神経性やせ症が28・６歳、神経性過食症が30・５歳、過食性障害が31・７歳であった。

　１９９８年に行われた同様の調査によると、神経性やせ症の転帰は、初診後４～10年経過した患者では47％が全快、10％が部分回復、慢性化36％、死亡７％であった。排出行為のある患者の退院５年以上の予後調査では、死亡率が15％を超えていた（安藤，2017b）。日本をはじめとして諸外国においても、摂食障害による自殺率の高さが問題になっている（菊地，2016）。

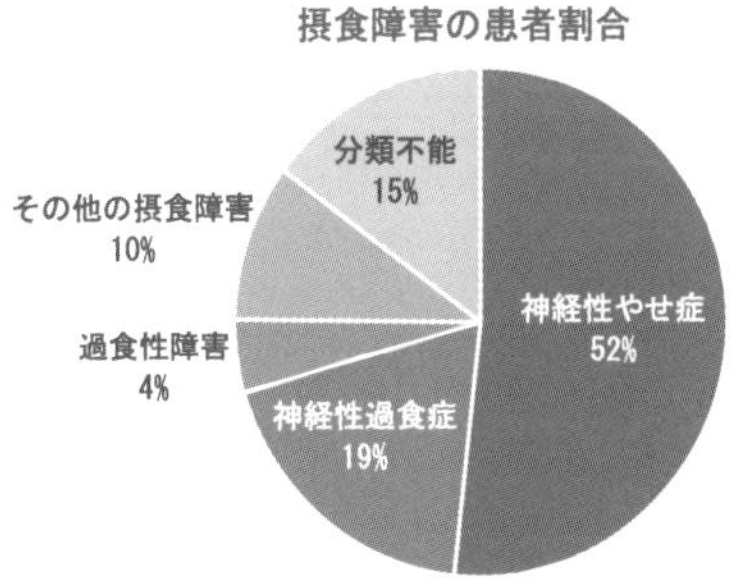

全国の医療施設を対象とした調査によると、神経性やせ症が52％、神経性過食症が19％、過食性障害が４％、他の摂食障害が10％、分類不能が15％であった。（安藤，2017）

Q４：摂食障害患者がやせていると認めることができないボディ・イメージの歪みはなぜ生じるのか？

Ａ４：ボディ・イメージ（身体像）の障害は、摂食障害の基本的な症状と考えられてきたが、必ずしもすべての症例に認められるわけではない。最近では身体像の障害は、知覚的要素と体重や体型に関する態度の２つに分類されるようになっている。また患者の身体像の歪みを客観的に計測する指標の欠如なども、その概念をあいまいにさせる原因である。

最近のメタ解析の結果では、摂食障害における身体像の障害を以下のように総括している。神経性やせ症の患者は健常者よりも自己の体重を多く見積もっており、とりわけ臀部、腰部、大腿部などでその傾向が強かった（Gardner et al., 2014）。摂食障害における身体像の障害が、脳機能障害であるという画像研究が報告されている（Castellini et al., 2013）。認知心理学的には視覚刺激への過敏さ、とりわけ自己身体像の悪い部分への極端なこだわり（健常者ではよい部分を見つめる）が報告されている（Caspi et al., 2017）。

認知的バイアスとして、食物や容姿などに関連する単語への反応性が亢進していることも報告されている（Schuck et al., 2015）。長年にわたるダイエット習慣からこれらの心理的傾向が形成され、他者からの働きかけに対しても信念として持続的に維持されるようになったと考えられる。

Q５：摂食障害における身体症状は何があるか？

Ａ５：医学的に重篤な合併症としては、低栄養、成長の遅れ、電解質異常、心臓不整脈、低血圧、徐脈などがある。患者の訴える身体症状としては頻度が高い順に、疲労感、悪心、頭痛、食欲の変化、便秘または下痢、胃痛、背部痛、めまい、動悸、月経異常、手足・関節の痛み、胸部痛、息切れなどがある。全体的に過食症のほうがやせ症より訴えの頻度が高く、とりわけ悪心と胃痛は有意差があった。これらの身体症状は低体重、生活の質、抑うつ・不安などと密接に関連していた（Weigel et al., 2019)。

第6章　睡眠・覚醒障害

Q1：ヒトはいったい何時間眠らないでいられるのか？

A1：長時間にわたる断眠実験は過去に行われたことがあるが、現在では倫理的な問題もあり48時間以上の断眠実験は行われていない。海外での研究では、被験者を1日から11日にわたって断眠させたときの精神症状に関する総説がある（Waters et al., 2018）。それによると24〜48時間の断眠で、知覚変容と不安やいらいらなどの精神症状が出現する。さらに48〜90時間の断眠で幻覚や思考障害、72時間以上では妄想などの精神病的状態に至るとされている。知覚のなかでは視覚領域における錯視や幻視の出現が最も多く、次いで体性感覚、聴覚の異常が認められる頻度が多かった。

長時間にわたる断眠実験では、幻覚妄想などの精神症状が出現する可能性がある。

Q2：金縛りはどのような仕組みで起こるのか？　睡眠中に金縛りにあうのだが、これは異常か？

A2：金縛りは睡眠時、特に夢を見ているときに体を動かそうとしても動かないことを鮮明に意識する現象である。ナルコレプシーで入眠時に全身の脱力（睡眠麻痺）が生じることがあるので、同疾患の鑑別が必要である。しかし健常者においても反復性孤発性睡眠麻痺という状態があり、レム睡眠（注）に関連した睡眠随伴症のひとつと考えられている。睡眠麻痺は一般人口でも７・６％に認められ、年齢や性別の影響は少ないとされている。

睡眠麻痺では眼球運動は保たれており、呼吸筋の麻痺も起きない。しかし同時に幻覚（侵入者がいる、胸の上に何かが乗っているなど）を生じることがある。したがって、鮮明な夢を見ているときに身体が動かない状態となり、それが覚醒時に強烈な印象として想起されると考えられる。睡眠麻痺の原因は不明であるが、多数の関連要因があることが知られている。それらには飲酒や喫煙、心理的ストレス、遺伝要因、生活習慣や肥満、性格傾向などがあげられている（Denis et al., 2018）。

注：レム（rapid eye movement, REM）睡眠では、眼球運動が活発に生じるが骨格筋の弛緩により体動は制限される。レム睡眠時には、夢を見ている頻度が高いとされている。
　ノンレム（non-REM）睡眠はレム睡眠以外の時で、睡眠深度別に第１段階から第４段階までに分類される。健康な睡眠では一晩の間に、ノンレム睡眠とレム睡眠が３～５回ずつ交互に生じている。

Ｑ３：悪夢の原因は何か？　夢と精神障害や性格傾向との関係はあるのか？

Ａ３：夢の多くはレム睡眠のときに起こり、抑うつや不安などそのときの心理状態を反映することが多い。日常生活で悩みやストレスを抱えている場合には、悪夢も多くなる可能性がある。うつ病では入眠早期からレム睡眠が生じ、悪夢などで中途覚醒や早朝覚醒などの睡眠障害が起きることが多い。また反対に悪夢を想起した日は、そうでない日と比べて不安や精神不安定、さらに身体的愁訴の頻度が高いともいわれている。

性格的に神経症傾向にある人では、悪夢の頻度が高いことが報告されている（鈴木他，2012）。鮮明で頻回の悪夢により睡眠が著しく障害される場合は、治療が必要な悪夢障害である。悪夢障害は突発性（精神病理的症状のない場合）と、他の精神疾患（ＰＴＳＤ、うつ病、統合失調症など）に付随した場合がある。悪夢障害の有病率は成人で約４％といわれており、児童や思春期ではさらに多いと考えられている（Aurora et al., 2010）。

Ｑ４：幼児に特徴的な睡眠障害はあるか？

Ａ４：４～10歳の子供では25～40％に、思春期では約11％に何らかの不眠症がみられる。これらの頻度は、ＡＤＨＤやＡＳＤなどの発達障害でさらに増加すると報告されている。３～４歳までの幼児は、特定の環境や状況下（親が近くにいるなど）でしか入眠できないことがある。精神生理的不眠では、夜間に入眠することに対する強い不安や情動的な反応が認められる。一過性睡眠障害は、転居や旅行などに伴い一時的に入眠できなくなる状態である。

幼児ではノンレム睡眠時の睡眠随伴症として悪夢症、睡眠時遊行症、夜恐症などが起こることがある。睡眠時遊行症は急に起き上がりベッド上をはい回ったり、家の中を走ったりするもので、子供の17％程度に認められ８～12歳に発症のピークがある。夜恐症は覚醒して恐怖に襲われるもので、子供の３％程度に起こり発症のピークは３～10歳である。その他にも睡眠に伴う運動障害として、頭部を左右に振る、枕に打ち付けるなどの行動が見られることがある（Ophoff et al., 2018）。

Ｑ５：不眠症になりやすい人とそうでない人の違いは何か？

Ａ５：従来からの不眠症に関するモデルでは、過覚醒とストレス反応性の２つが素因として考えられていた。しかし、最近の研究結果からは家族内集積性と遺伝要因、性格とコーピングスタイルが不眠症になりやすい傾向と関係していることが報告されている。家族内集積性に関しては、不眠症で通院している患者の32～72％は家族内に不眠症患者が存在しており、その多くは母親であった。双生児研究では、不眠症の遺伝率はおおむね20～50％程度とされている。

これらの遺伝要因としては、うつ病や不安障害に関連する遺伝子多型と不眠症の関連性が報告されている。NEO-FFI（注）に基づいた性格傾向では神経症傾向の高さと、同時に誠実性の低さが睡眠の質の低下と関連していた。ここでいう誠実性の低さとは、規律性、努力、忍耐力などの乏しいタイプを意味している。さらにこれらの性格傾向を基盤とした、ストレスに対する対処方法（コーピングスタイル）の問題も不眠症と関係していた（Harvey et al., 2014）。

注：NEO-FFIについては気分障害Q14を参照のこと。

Q6：睡眠障害が治ってきた場合には、どの程度で薬剤量を減らしていけばよいか？

A6：睡眠障害の治療では睡眠導入剤が使用されるが、その服薬を急に減量・中止することにより、前よりも不眠症状が悪化することがある。このような状態を反跳性不眠とよんでいる。

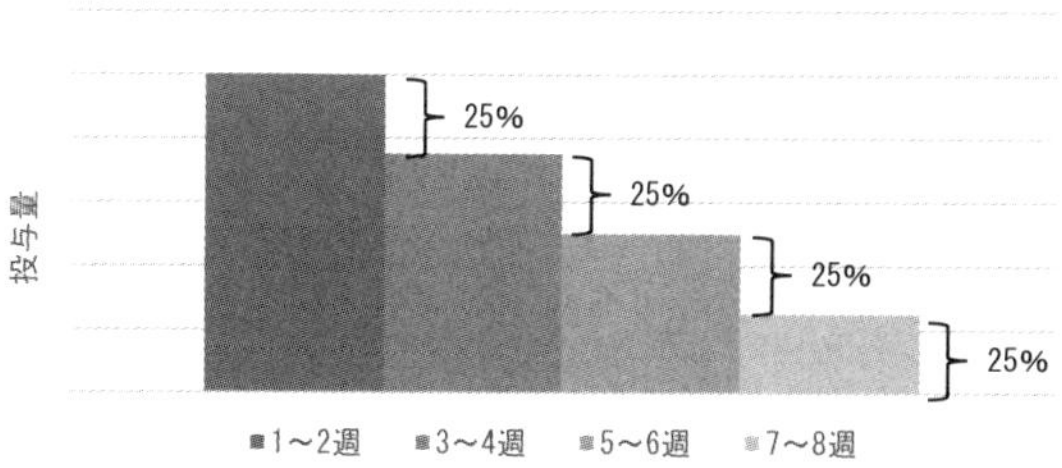

安全な睡眠薬の減量方法。(三島, 2015)

一般的に不眠症状が改善して日常生活機能に大きな支障がなくなり、不眠や睡眠薬に対するこだわりや依存・不安が緩和されたのち4～8週間を経てから減薬・休薬に取りかかる。

代表的な減薬方法である漸減法では1～2週ごとに、服用量の25%ずつを4～8週間かけて減薬・中止する。一般的に多剤併用例では、半減期の短い睡眠薬から先に減薬を始める。超短時間作用型の睡眠薬を単剤で服用している場合は、そのまま漸減してもよい。特に離脱性の不眠症状が気になる場合には、等力価でより半減期の長い睡眠薬に置換してから漸減する方法もある(三島, 2015)。

Q7:ショートスリーパー(SS)とロングスリーパー(LS)の違いについて知りたい。

A7:毎夜6時間未満の睡眠をとるSSと、9時間以上の睡眠をとるLSは遺伝的な素因に基づくと考えられている(Pellegrino et al., 2014)。しかし必ずしも固定されたものではなく、環境的因子によって変化する可能性もある。SSとLSの差は、睡眠の質の違いである。SSは睡眠効率（注）がよく、しかも深いノンレム睡眠の割合が多いのに対し、LSは浅いノンレム睡眠、レム睡眠、中途覚醒の割合が多い。日本人3千人以上の調査ではLSは8・2%で、SSは18・5%であった（Fukuda et al., 1999）。米国でもLSの割合は5・6%と報告されている（Patel et al., 2012）。女性に限れば6〜7時間の睡眠をとる群で死亡率が最低となり、LSではむしろ死亡率は上昇していた（Patel et al., 2004）。

注：睡眠効率とはベッド上にいる時間中の眠っている時間の割合である。

Q8：睡眠時行動異常は自覚があるのか？　レム睡眠行動異常とはどういう病気か？

A8：睡眠時行動異常はレム睡眠中に夢の内容と一致するような寝言、四肢の動きや行動などを伴うという特徴がある。患者には自覚がないが、自身がけがをしたり側で寝ている家族が気づくことで受診に至る例が多い。通常のレム睡眠では骨格筋の筋力低下・消失を認めるが、この病態の場合は筋活動低下が起こらないためこのような行動異常が起きる。

本疾患の背景には、パーキンソン病やレビー小体型認知症など神経疾患が潜んでいることがある。また本疾患で神経症状のない患者を長期に経過をみていると、これらの疾患を発症することがある。アルコール、睡眠薬、抗うつ薬、鎮痛剤などの服用中に、類似した症状を呈することもあり鑑別が必要である（立花，2016; 下畑他，2017）。

Q9：ナルコレプシーの予後と治療について詳しく知りたい。ナルコレプシーの患者はどれくらい社会適応できるか？

A9：ナルコレプシーは睡眠発作、情動脱力発作、睡眠麻痺、入眠・出眠時幻覚を伴う睡眠障害（過眠症）のひとつである。その薬物療法としては、モダフィニルの投与が日中の過剰な眠気に対して効果がある。さらにメチルフェニデートなども効果的だが、依存形成の問題もあり投与には注意が必要である。情動脱力発作は少量の抗うつ薬（ベンラファキシンなど）の投与で頻度を減らすことができる。入眠・出眠時幻覚と睡眠麻痺に関しては、患者に対して対処方法を教えることなどで対応することが多い（Scammell, 2015）。

経過をみると日中の眠気は長期に持続し、疲労感、注意不足、集中困難、忘れやすさなどを自覚する頻度が高い。社会生活上の問題として眠気のための能率低下、学業成績低下、自動車運転の困難などが起こりやすい（Maski et al., 2017）。職種としては自ら体を動かすような仕事が適しており、デスクワークなどは不向きなことが多い。ナルコレプシー患者により自主的に運営され、お互いの親睦と助け合い、治療環境の促進を目指す「なるこ会」がある。

なるこ会　http://narukokai.or.jp

Q10：睡眠障害によって二次的なうつ病に発展する人の実態はどれほどか？

A10：不眠症をもつ人はもたない人よりも、不安障害になる可能性が2倍以上高いと報告されている。この理由としては不眠症と不安障害に、過覚醒という心理状態が共通して存在することがあげられる。同様に不眠症をもつものは、双極性障害を発症する危険性が1・4倍ほど高くなることも報告されている。加えて双極性障害の経過中には、不眠や睡眠欲求の低下が躁状態の前駆症状としてみられる。

しかし、不眠症と最も関連性が高いのはうつ病である。多数の報告があるが、もともと不眠症が存在することで後のうつ病の発症が少なくとも2~3倍高まる可能性がある。不眠症とアルコールや薬物依存症との関連性については、まだ統計的に明確な結果は得られていない。また不眠症は自殺のリスクを1・3倍程度高める可能性がある（Pigeon et al., 2017）。3

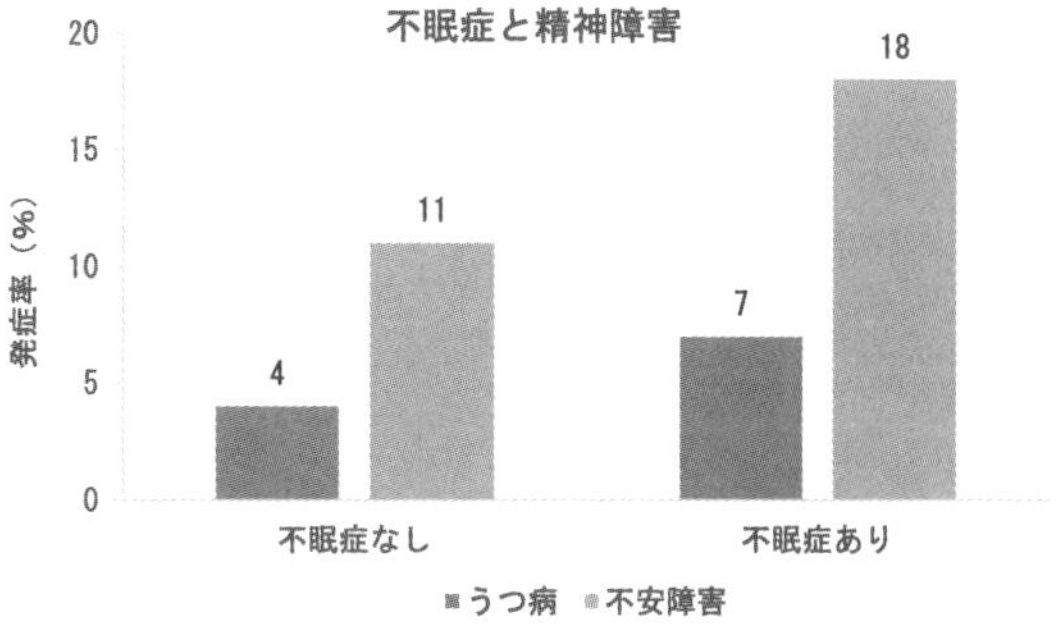

うつ病と不安障害の発症率は不眠症なしの群では４％と11％であったのに対し、不眠症ありの群では７％と18％であった。
（Chung, 2015）

万人のアジア人種で６年間の長期観察をした研究では、うつ病と不安障害の発症率は不眠症がない群で４％と11％であったのに対して、不眠症（未服薬）があった群ではそれぞれ７％と18％となり有意に上昇していた（Chung et al., 2015）。

Q11：不眠症の治療目安となる症状はあるか？

A11：不眠症は夜間の睡眠の問題だけでなく、日常生活における機能障害（眠気、倦怠、注意力低下、抑うつなど）が週に３日以上存在し、かつ３か月以上持続している場合に診断される（国際睡眠障害分類第３版）。したがって、治療の要否判定には睡眠時間の長短だけでなく、生活の質についても注意が必要である。加齢変化による不眠では生活の障害を伴わないこともあり、治療が必要か慎重に判断すべきである。

表5：睡眠衛生指導

・適度な運動、朝食をとり、ねむりとめざめのメリハリをつける	・勤労世代は疲労回復・能率アップに、毎日十分な睡眠をとる
・よい睡眠は、生活習慣病予防にもつながる	・熟年世代は朝晩のメリハリ、日中に適度な運動でよい睡眠をとる
・年齢や季節に応じて、ひるまの眠気で困らない程度の睡眠をとる	・眠くなってから寝床に入り、起きる時刻は遅らせない
・よい睡眠のためには、環境づくりも重要である	・いつもと違う睡眠の状態には要注意
・若年世代は夜更かしを避けて、体内時計のリズムを保つ	・眠れない苦しみを長くかかえずに、専門家に相談する

健康づくりのための睡眠指針2014より抜粋（厚生労働省，2014）

一方で不眠症状の存在が生活習慣病リスクの増大に結びつくことが報告されており、高血圧や糖尿病など合併症がある場合には注意すべきである。睡眠薬投与前には睡眠衛生指導（表5）を十分に行い、それに反応しない場合に睡眠薬投与を検討すべきである。うつ病などの精神疾患、掻痒、疼痛、頻尿などの身体症状をもつ場合はそれらの治療も必須である。薬物療法と同時に心理的・行動的介入も活用することが望ましい（日本睡眠学会，2013）。

第7章　加齢・認知症

Q1：加齢による変化で易怒性や問題行動が生ずるのは、精神障害なのだろうか？

A1：加齢による脳機能の低下が、それらの行動の背景にあると考えられる。例としては前頭側頭型認知症（行動異常型）があげられる。この疾患は主に65歳以下で発症し、社会的に不適切な行動や礼儀・マナーの欠如、衝動的で無分別・無頓着な行動を示す。さらに共感性や感情移入の欠如、固執・常同性、口唇傾向と食習慣の変化を認める。一方で記憶や視空間認知能力は、比較的保たれている（池田，2016）。興味関心が低下し、身だしなみに無頓着になり、万引きなど軽犯罪を起こすことがある。抑制欠如、無遠慮、暴力行為やふざけ、落ち着きのなさがみられるが、幻覚や妄想は少ない。

これらの症状の原因は、主に前頭葉と側頭葉における神経細胞の委縮や脱落にあると考えられている。臨床場面では長い間認知症の存在に気づかれない例や、逆に困った行動を起こした人に対して安易に本疾患の診断を下すなどの問題が指摘されている（品川，2016）。

Q2：認知症を早期発見する方法はあるのか？

A2：現時点で最も有用性が高いと期待されているのは、ピッツバーグ化合物B（Pittsburgh

compound B：PIB）によるポジトロンCT（PET）検査である。ＰＩＢはヒトの脳の中で、アルツハイマー型認知症（Alzheimer' s disease：AD）の原因とされているアミロイドベータ（Abeta）に結合する。したがって、静脈内に投与したＰＩＢが脳内に分布したところを、ＰＥＴでスキャンし、脳内の Abeta 蓄積を画像化し半定量化することができる。

軽度認知障害（注１：ＭＣＩ）の患者は将来的にＡＤになる可能性があり、その変化をＰＩＢ-ＰＥＴで予測する研究が行われている。そのメタ解析では、ＰＩＢ-ＰＥＴスキャンの結果は感度が83～１００％で特異度が46～88％であった（注２）。研究期間は18～36か月で、そのなかでＭＣＩ患者の約34％がＡＤへ転換していた。この結果は感度は高いが、特異度が低いと判断された。すなわち擬陽性、スキャン結果が陽性であったにもかかわらずＡＤへ転換しなかった患者、の割合が高かった。したがって、ＰＩＢ-ＰＥＴの有用性は認めるものの、広く保険診療で行うには時期尚早であるとされている（Zhang et al., 2014）。

注１：軽度認知障害（mild cognitive impairment：MCI）とは軽度の記憶障害を示すが、認知症には入らず日常生活動作も自立している状態をさす。一般高齢人口における有病率は11～18％と報告されている（朝田，2009）。

注２：ここでいう感度とは観察中にＡＤへ転換した患者のなかで、ＭＣＩの時点でスキャン結果が陽性であった者の割合を示す。特異度は観察中にＡＤへ転換しなかった患者のなかで、ＭＣＩの時点でスキャ

ン結果が陰性であった者の割合を示す。

Q3：認知症を予防する方法はあるのか？

A3：MCIの患者やPIB-PETでAbetaが脳内に蓄積された患者に対して、さまざまな治療や予防方法を試しているのが現状である。薬物治療として、Abetaの蓄積を減らす薬の治験が世界的規模で行われたが、現時点ではよい結果は得られていない（Mullard, 2019）。

世界的にみて7つの危険因子（糖尿病、高血圧、肥満、身体活動、うつ病、喫煙、教育歴）が、ADの発症にどれだけ関係しているかを調べた研究がある。それによると先進国では、身体活動の不活発さがADの発症に最も強く関連していた（Norton et al., 2014）。また身体活動の種類としては、余暇におけるさまざまな活動はADの発症率を低めたが、仕事上の活動は効果はなかったとされている（Stephen et al., 2017）。

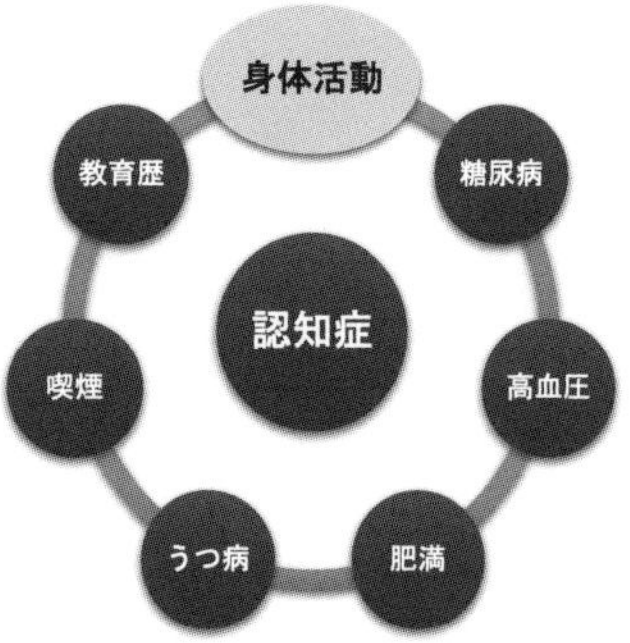

認知症の７つの危険因子（糖尿病、高血圧、肥満、身体活動、うつ病、喫煙、教育歴）のうち最も発症に関係しているのは身体活動の低さであった。
（Norton，2014）

ADを発症した患者に対して、6～24週にわたり運動（有酸素運動、平衡感覚、筋力増進など）を行わせた結果では、運動をしなかった群よりも認知機能の低下が少なかったと報告されている（Farina et al., 2014）。したがって身体的運動は認知症を予防する効果があり、また認知症になってもその進行を遅らせる効果があると考えられる。

Ｑ４：認知症の患者に対する接し方について。

Ａ４：認知症患者のケアの原則としていわれていることをいくつか選んで記す。(1)不安を解消する。これは変化を避け、安心の場を提供し、なじみの集団をつくり、孤独にさせないことである。(2)言動や心理を理解する。これは患者の個性を尊重し、説得するより納得させることである。(3)暖かくもてなす。これは患者に残されたよい点を見出し、蔑視したり排除したりせず、感情的にならず、追いつめないことである。(4)自己意識化する。これは患者のペースにあわせ、行動をともにし、刺激を絶えず与えることである（室伏，1985）。

Ｑ５：若年性認知症とは何か？　またその予後はどうか？

Ａ５：若年性認知症（または若年発症認知症）は45～64歳までに発症し、同年代の人口10万人当たり67～98人の有病率をもつとされる。この病態は行動異常、うつ状態、精神病症状などを呈する頻度が高いが、記憶障害は後年になるまで目立たない。したがって、最終的な診断に至るまで、2～3年の期間を必要とすることがある。また若年であるため、家族は介護負担や経済的問題など抱えることが多く、その支援も重要である。

若年性認知症の主体は、通常では65歳以上で発症するさまざまな神経変性疾患が早期に発症するものである。具体的な診断名はアルツハイマー型認知症、レビー小体型認知症、血管性認知症、前頭側頭型認知症、ハンチントン病、外傷性脳症などである。治療はこれらの疾患の治療に準じるが、現時点では有効性の確認された治療法はない（Kuruppu et al., 2013）。経過と予後に関しては、若年性アルツハイマー型認知症の患者は65歳以上で発症した患者と比較して、認知機能低下の速度が早いが、3年後には認知機能に両群で有意差はなかった（Wattmo et al., 2017）。

Q6：睡眠不足と認知症との関係は明らかになっているか？

A6：高齢者にはさまざまな睡眠の問題が生じる可能性があるが、そのなかで60歳以上で最も顕著になるのが睡眠効率（注1）の低下である。高齢者でみられる睡眠覚醒リズムの障害は、視交叉上核（注２）の委縮などによる可能性が指摘されている。高齢者層のみならず中年層においても、睡眠時間が長すぎるもしくは短すぎることが、後年の認知機能低下や認知症発症に関連していた。

また高齢者の60％程度は睡眠時無呼吸症（注３）を伴っており、そのことが注意や記憶などの認知機能に悪影響を与えている。認知機能が正常な高齢者において、睡眠時間の長すぎるまたは短すぎることは、大脳皮質の委縮や脳室拡大と関連していた。以上のような結果から、中年期以降の睡眠障害は認知症が発症する可能性を高め、また認知症においても睡眠障害は予後不良因子のひとつであると考えられる（Wennberg et al., 2017）。

注１：睡眠効率は睡眠覚醒障害Ｑ７を参照のこと。
注２：視交叉上核は視神経交叉の直上に位置し、視床下部内に存在する神経核で、睡眠覚醒リズムを調節する体内時計の役目があると考えられている。
注３：睡眠時無呼吸症は、睡眠時に呼吸が一定時間止まっていることを主症状とする疾患である。典型的には中年の男性で、肥満と糖尿病、高血圧、高脂血症などの生活習慣病をもっている人に多い。

第8章　薬物依存

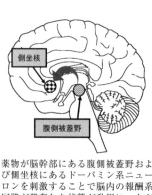

Q1：薬物依存はなぜ起こるのか？

A1：薬物が脳幹部にある腹側被蓋野および側坐核にあるドーパミン系ニューロンを刺激することで、脳内の報酬系回路が興奮した状態が乱用につながる。これらの領域は報酬（薬物、アルコールなど）を受けたときだけでなく、その予兆に対しても活動が亢進する。ドーパミン系ニューロンの興奮が早く生じるほど、その薬物に対する快感が強いと考えられている。同時に薬物を摂取した環境や文脈などが、その快感と条件づけされる。これにより同じ環境に接した場合に、薬物に対する渇望が生じやすくなる。

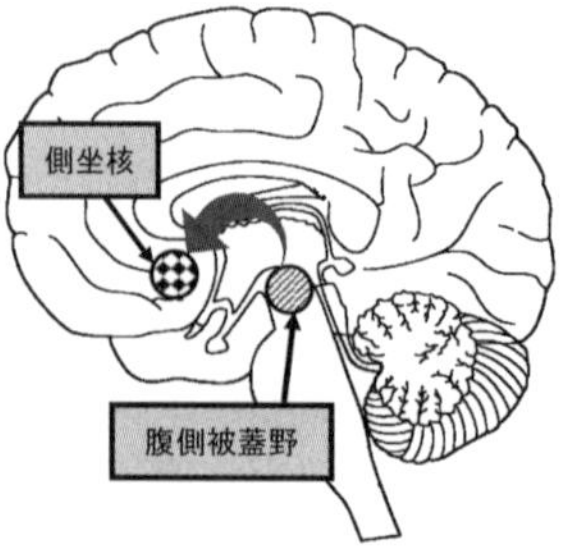

薬物が脳幹部にある腹側被蓋野および側坐核にあるドーパミン系ニューロンを刺激することで脳内の報酬系回路が興奮した状態が乱用につながる。（Volkow, 2015）

薬物に対する行動が制御された初期の状態から、衝動的かつ強迫的な状態へと移行することが依存形成に重要である。この行動の変容は、関連する神経回路が側坐核（報酬）から背側線条体（習慣）へ移ることによると考えられる。すなわち薬物摂取が一時的な報酬から習慣化（常態化）し、日常的にも常に薬物を探索するようになってくる。

薬物依存症患者の脳では、報酬に対する線条体の反応が健常者よりも鈍っていることが報告されている。したがって、同じ摂取量では快感を得られなくなり、摂取量が増大してしまう結果となる。このような変化が長年にわたると、前頭葉などを介した認知・行動に変化を生じ行動を抑制できなくなる。また海馬や扁桃体などを介して記憶と情動反応に変化が生じ、心理社会的ストレスに対して脆弱になる（Volkow et al., 2015）。

Ｑ２：薬物依存の治療にはどのようなことを行うのか？

Ａ２：日常的な診察場面では、患者の薬物摂取を中止するような動機づけを行うことが多い。このような対応だけでも長期的にみて、依存によるさまざまな障害を有意に低下させる効果がある。さらに短期間の入院プログラムにより、薬物依存に関する教育を受けさせることで、長期的な予後が改善する可能性がある。麻薬依存は脳内のオピオイド受容体に対する作動薬を適切に利用することで、治療がうまくいくことがある。アルコール依存に対しては、脳内の抑制性神経伝達物質であるＧＡＢＡ受容体を刺激する薬物が臨床的に用いられつつある（McLellan et al., 2000）。

Q3：アルコール依存症の患者に病識がないのはどうしてか？

A3：アルコール依存は「否認」の病気といわれている。否認には第一の否認「自分はアルコール依存ではない」と、第二の否認「酒なんていつでも止められる」とがある。このような否認の心理機制は、アルコール以外の薬物依存症にも共通して認められる特徴である。依存症の原因を最もよく言い表しているのは、1980年代にKhantzianらによって提唱された「自己治療仮説」である。すなわち依存症の本質は快感の追求ではなく、心理的苦痛の減少や緩和であると捉える理論である。ここでいう心理的苦痛とは、不安や緊張、自尊心や自己評価の低下、対人関係での苦悩などである。これらから逃れようとして薬物を使用するため、薬物を使用しないことは苦悩に直面することになる（松木，2018）。

Q4：薬物依存患者が完全に依存から脱却することはできるのか？

A4：薬物依存に対する教育、心理療法、服薬指導などを受けた場合には、半年から1年程度は良好な状態を維持することも可能である。効果は断酒会やAA（alcoholic anonymous）などの自助グループ（注）に参加することで、さらに長期に持続することができる。退院後1年目の調査では40～60％の患者は薬物を断っていたが、15～30％は薬物を再び使用していた。再発の要因としては、低い社会経済的状況、他の精神疾患の併存、家族や社会的援助のないことなどが大きかった（McLellan et al., 2000）。

注　：アルコール依存の自助グループには米国で始まったAAと日本で始まった断酒会がある。
全日本断酒連盟　https://www.dansyu-renmei.or.jp

第9章　パーソナリティ障害・性同一性障害

Q1：境界型パーソナリティ障害の治療方法と予後について

A1：治療方法は個人精神療法と、重篤な場合は入院治療を行うことがある。予後については、米国における290例の10年にわたる経過観察の結果が報告されている。それによると初回入院から10年後の時点で93％が2年以上、86％が4年以上にわたって寛解状態にあった。ここで寛解状態とは、DSMによる診断基準を満たさない状態をさしていた。寛解状態に加えて、社会的かつ職業的に良好な状態を2年以上維持（回復とする）していたのは50％であった。しかし回復状態にあった患者の34％は、後に症状が再発していた（Zanarini et al., 2010）。

Q2：パーソナリティ障害の人をどのように理解し付き合えばよいか？

A2：ここでは境界型パーソナリティ障害で自傷を繰り返す人について考えてみる。近年の学校教育の場では、自傷行為はまれなことではなく、実に中高生の約10％が経験すると報告されている。自傷行為を理解するうえで重要なことは、それが他人に対するアピールではなく、自らの苦悩を緩和するために行っているということである。したがって、その深刻さは次第に増強し、最終的に自殺に至る場合もある。自傷行為後の対応としては、感情的に接することはせず、冷静に医学的な対応を心掛ける。そして自傷の背景にあるトラウマを念頭に置き、高圧的で指示的な対応は控えたほうがよい。「死にたい」という言葉の背景にある、現実場面におけるさまざまな苦悩や困難を明らかにしていく作業が必要である。このような患者の家族もまた、同じような苦悩を抱えている場合も多く、彼らに対する援助も重要である（松本，2016a）。

Ｑ３：パーソナリティ障害は患者自身が病気であることを自覚できるのか？

Ａ３：境界型パーソナリティ障害について考えれば、発病当初は自らの苦しみを自覚し周囲に助けを求めるが、有効な援助が得られない状態が続く可能性がある。次第に問題行動や精神症状の悪化が目立つようになり、それに伴い患者自身の疾病への認識も進むと考えられる。一方で家庭や社会における差別も認識し、自己の不安定性がさらに悪化する。ここで治療を受け始めるが、診断の不確実性や中断を繰り返すことで、治療関係がうまく構築されない時期が続く。治療関係が継続できれば、少しずつ安定した病識が形成され、医療スタッフや家族との協働が可能になる。最終的に病識が深まり、障害を受容し、そこからの回復や自己の再生へ向かい始める（林，2017）。

Q4：日常的に人との関わりを拒む傾向のある人は、どのようなパーソナリティ障害に該当するか？

A4：そのパーソナリティが所属する社会文化の平均から大きく偏っており、そのために本人または周囲の人が苦痛や困難を受けるのであれば、パーソナリティ障害と診断できるかも知れない。A群パーソナリティ障害は妄想型、シゾイド型、統合失調型に分類され、奇妙で風変わりな認知・行動特性をもつ。他者との交流を拒む傾向はこれらのなかでも、シゾイド型と統合失調型で顕著に認められる特徴である。シゾイド型は他者との交流を拒む傾向がとりわけ強いが、その反面で内的には豊かな空想の世界をもっていることが多い。統合失調型は軽微な幻覚妄想体験をもつなど、通常の統合失調症への移行や部分的な重なりも疑われる。

Q5：パーソナリティ障害の触法行為は罰せられるのか？

A5：多くのパーソナリティ障害（注）者の行動は了解可能であり、心神喪失・心神耗弱の心理的要素を満たさない場合が多いので、完全な責任能力を認めることが実際は大部分であろう。それゆえ、責任能力の減免の余地を認め得るのは、具体的には、精神病者とほとんど区別がつかない程度の者（例えば、重い分裂病質、分裂病型・境界型・妄想性人格障害などの一部）か、または意識障害や精神薄弱など他の症状が合併するなどの特別な事情を伴う場合に限られることになると思われる（朴，2006）。

注　：原文は人格障害である。

Q６：性同一性障害は本当に障害といえるのだろうか？

Ａ６：性同一性障害（性別違和）は、自らの性別に対する不快感・嫌悪感があり、反対の性別に対する強く持続的な同一感をもち、反対の性役割を求めるという特徴がある。早ければ児童から思春期前には、既に性別違和をもつ者が出現すると考えられる。このような状態に精神医学的対応が必要とされる理由には、性別違和をもつ者ではメンタルヘルスの問題を抱えていることが多いことにある。

性同一性障害の成人を対象とした調査では、高い割合で過去に不登校や希死念慮などをもっていたと報告されている。同時に抑うつや不安尺度の得点も、対照群よりも高いとされている。わが国のある地域の小中学校で行われた大規模調査においても、性別違和感が高いと抑うつ感も高くなることが示されている（浜田他，2016）。このような観点から、性同一性障害に対して早期に精神医学的対応を行うことで、これらの人びとの社会適応を改善することが必要である。

Q7：性同一性障害の病態を生物学的に説明することは可能なのか？

A7：現時点では仮説にすぎないが、以下のような研究がある。ヒトは性染色体の遺伝情報に基づいて、子宮内で男性または女性として成長する。まず生殖器官の発達が、妊娠初期の数か月で完成する。その後に胎児は、子宮内で分泌された性ホルモンの影響を受けて成長する。とりわけ男児は、テストステロンの数回にわたる急激な上昇の影響を受ける。胎児期における脳神経とその回路網は、妊娠の後半で急速に発達する。その発達期に性ホルモンが影響を与えることで、脳の男性化／女性化が決定する。このように身体的な性と脳・神経の性は、その形成される時期が大きく離れている。身体と脳における性決定の時間差が、性同一性障害が発生する原因のひとつと考えられている（Swaab et al., 2009）。

注　：性同一性障害を対象とした脳画像研究では、大脳白質線維束（Kranz et al., 2014）、大脳皮質・皮質下体積（Luders et al., 2009; Savic et al., 2011）、大脳皮質厚（Zubiaurre-Elorza et al., 2013）などが調べられているが、まだ定説はない。

第10章　発達障害

Q１：日本で発達障害が疑われる患者の割合はどれほどか？

A１：全国で52，000人以上の小中学校生徒を対象とした調査が行われ，その結果が平成24（2012）年に文部科学省から発表されている。その報告によると，学習または行動面において著しい困難を示す生徒の割合は6・5％とされている。この調査は教師が学習障害，ADHD，ASDのスクリーニング用質問紙に回答する形で行われたものである。したがって，専門家による面接調査とは異なった結果となる可能性があるが，現在の日本における発達障害の有病率を反映した値と考えられている。そのなかで学習面で著しい困難を示す生徒の割合は4・5％，不注意または多動・衝動性の問題を著しく示す生徒の割合は3・1％，対人関係やこだわりの問題を著しく示す生徒の割合は1・1％であった。もちろんこの3種類の問題は，相互に重複する可能性がある（文部科学省初等中等教育局特別支援教育課，2017）。

Q２：世界的に発達障害が疑われる患者の割合はどれほどか？

A２：世界各国で行われた研究を集めた総説では，18歳以下の人口でADHDと診断された割合は5・3％とされている（Polanczyk et al., 2007）。さらに最近では27か国の研究を集めた結

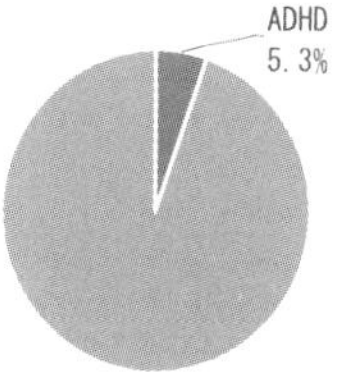

（世界各国での集計）

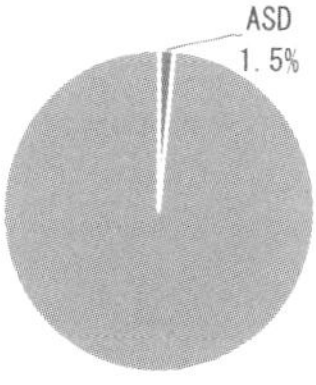

（米国での集計）

世界的にはADHDは5.3%に、米国ではASDは1.5%に認められた。発達障害の診断は国や地域、診断基準、観察者などによって違うことが問題点としてあげられている。

果、６～18歳人口におけるＡＤＨＤの割合は３・４％であった。また何らかの精神疾患に罹患している割合も13・４％に上っている（Polanczyk et al., 2015）。ＡＤＨＤの症状は成人後も継続するが、成人のＡＤＨＤに関する研究では有病率は３・４％と報告されている（Fayyad et al., 2007）。

一方でＡＳＤについては、世界における有病率の中央値は０・６％であった（Elsabbagh et al., 2012）。米国に限ると２０１２年の調査では、８歳人口におけるＡＳＤの割合は約１・５％であった（Centers for Disease Control and Prevention, 2018）。発達障害の診断が国や地域、診断基準、観察者（親もしくは専門家）などによって違うことが問題点として指摘されている（Thomas et al., 2015）。

さらに北欧における健康保険データでは、１９９０年以降に発達障害の診断を受ける子供の数が年々上昇していた。その理由としては、医療福祉サービスへのアクセスがよくなったこと、診断基準が広がったこと、発達障害への認識が広がったことなどが考えられた（Atladottir et al., 2015）。

Q3：ASDの薬物治療について知りたい。

A3：わが国におけるASD患者に対する薬物療法としてはピモジド、リスペリドン、アリピプラゾールの3剤が適応になっている。リスペリドンとアリピプラゾールはASD自体にではなく、ASDによる易刺激性や興奮性に対する治療薬として認められている。それ以外に抗精神病薬、抗うつ薬、抗てんかん薬、睡眠薬などが症状により適宜使用されている。しかしこれらの薬剤はいずれも適応外使用であることに注意すべきである。

Q4：ADHDの薬物治療について知りたい。

A4：わが国における児童青年期（6歳以上）のADHD患者に対する薬物療法としては、中枢神経刺激薬である徐放性メチルフェニデート、アトモキセチン、グアンファシンの3剤が適応となっている。それらに加えて抗精神病薬、気分安定薬、抗うつ薬、抗不安薬、睡眠薬などが、症状にあわせて適宜使用される。しかし、これらの薬剤はいずれも適応外使用であることに注意すべきである。ADHDに対しては心理社会的治療・支援（注）と薬物治療を組み合わせて行うが、前者は後者に先行して行われるべきである（ADHDの診断・治療指針に関する研究会，2017）。

注：心理社会的治療・支援には親に対するペアレント・トレーニング，当事者に対する心理教育やＳＳＴなどを含む。

Ｑ５：ＡＳＤの薬物以外の治療方法にはどのようなものがあるか？

Ａ５：ＡＳＤの中核となる症状を改善する治療法は現時点では存在しないため，患者とその養育者はさまざまな代替療法を利用していることが分かっている。そのなかには音楽療法，認知行動療法，社会行動療法などがある。音楽療法は歌唱や楽器演奏などを通じて，対人コミュニケーションなどを改善する効果が報告されている。認知行動療法はＡＳＤ自体の症状を改善するとともに，併存する不安や抑うつに対しても効果があると報告されている。社会行動療法は，感情制御，社会生活技能，対人コミュニケーションなどの領域で効果があるとされている（Sharma et al., 2018）。

Q６：ADHDの薬物以外の治療方法にはどのようなものがあるか？

A６：行動療法（学習理論に基づき行動変容を促す手法で、親と子供が時間をかけて何回もの治療セッションを繰り返す）、認知トレーニング（ワーキングメモリーや注意の課題を行いながら認知機能を改善する）、ニューロフィードバック（主に脳波を計測しながら、オペラント条件づけにより不注意を改善する）などの治療方法が行われている。

メタ解析の結果では、行動療法は単独でもプラセボより有意に高い治療効果と受容性（注）があった。さらに行動療法と薬物療法（中枢神経刺激剤）を併用することで、治療効果はさらに高まった。一方で認知トレーニングとニューロフィードバックは、治療効果と受容性において有意な結果は得られなかった（Catala-Lopez et al., 2017）。

注　：受容性（acceptability）が高いとは、何らかの理由による治療の中断の割合が少ないことをさす。

第11章　身体疾患関連

Q１：症状性精神障害と器質性精神障害の関係について説明してほしい。これらの疾患では、必ず精神症状が出るのか？

Ａ１：狭義には症状性とは脳以外の疾患により二次的に精神症状が出現する場合であり、器質性とは脳自体に疾患を有する場合をさすが、最近では総称して器質性（organic）精神障害とよぶことが多い。多くの身体疾患が二次的に精神症状を発現するが、その頻度は疾患によりさまざまである。

ここでは臨床的に最も多く遭遇する全身性エリテマトーデス（systemic lupus erythematosus, SLE）について説明する。本疾患は自己抗体が産生されることによって起こる、多臓器の慢性炎症性疾患である。15～40歳の女性に多く、発病率は10万人当たり約８～10人である。神経精神症状を呈するものはわが国では約22％と報告されているが、これらは難治で予後不良例が多い。精神症状はせん妄、見当識障害、記憶障害を中心とした例が約半数を占める。他に抑うつ状態が30％、統合失調症様状態が12％と報告されている。精神症状を有する者の48％に自殺企図・念慮が生じ、自殺はＳＬＥの死因の約６％を占める（杉田，2010）。

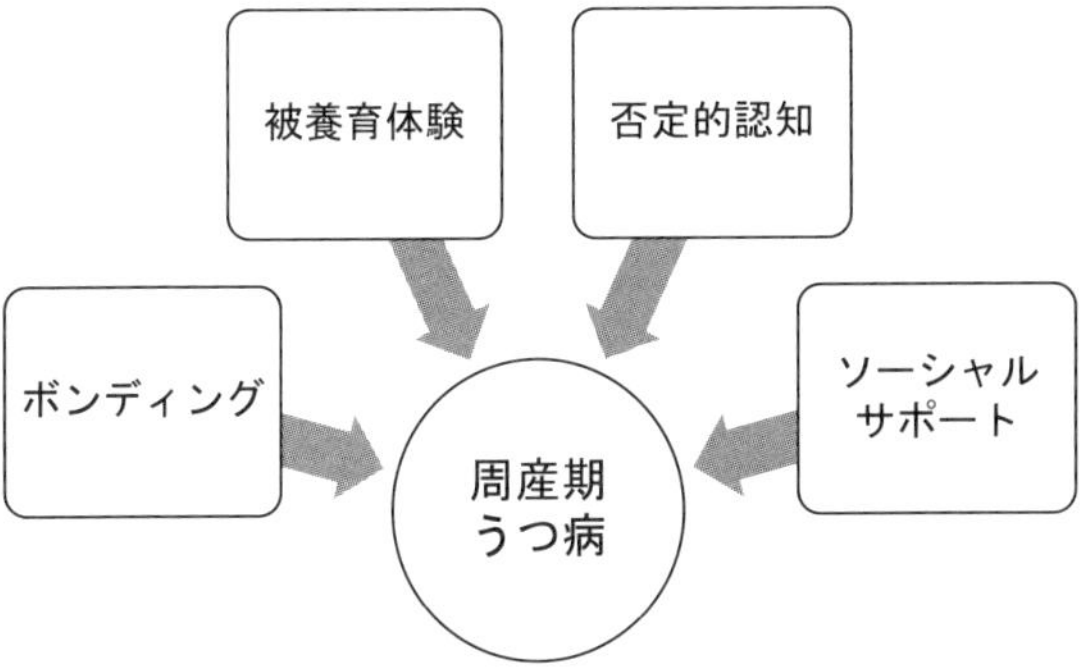

周産期うつ病の発症には、さまざまな要因が関与している。妊娠期からの予防的介入を検討し、サポート提供者がより多くなるよう配慮する必要がある。（中村，2019）

Q２：出産前後に起きる精神的な不調について、妊婦や家族にどのような対応をしているのか？

A２：妊娠・出産の時期、すなわち周産期は女性の身体的・心理社会的な負担が大きく、うつ病など精神障害の発症リスクが高くなる。７人に１人の女性が妊娠期から産後にうつ病を経験すると報告されている。産後うつ病は産後数週間～数か月以内に発症し、発症頻度は10～15％といわれている。産後うつ病は母親の生活の質を低下させ、自殺リスクを上昇させ、さらに児の養育環境に悪い影響を与える。妊娠中に心身のサポートを提供してくれる人を増やすと同時に、満足度を高めるような心理社会的介入が有効である。したがって産後うつ病に対しては、妊娠期からの予防的介入を検討し、サポート提供者がより多くなるよう配慮することが重要である（中村他，2019）。

母親の児に対する情緒的絆はボンディングとよばれ、

育児に重要な要素である。ボンディングがうまく形成されない理由は多様であり、母子相互の問題や、配偶者や養育者などの環境要因が複雑に関与している。したがって、妊婦には早期から心理面でのアセスメントを行い、ボンディング形成の低い者やうつ状態が疑われる者に対しては心身の援助を行う必要がある。さらに出産後は、地域の子育て世代包括支援センターなどとも連携していくことが望ましい（公益社団法人日本産婦人科医会，2017）。

Q３：氷をたくさん食べることは病気でしょうか？

Ａ３：鉄欠乏性貧血の症状としての異食症のうち、氷食症について検討した報告がある。鉄欠乏性貧血81例を対象として、氷食行為を含む異食症の有無を問診した。さらに鉄剤による貧血治療後のこれらの経過を観察した。氷食症は、氷食行為が強迫的異常行為としてみられるもの、鉄剤の投与で氷食行為が消失するものと定義した。81例中13例（16％）に氷食症がみられた。氷食症は血液データとは関係がなく、鉄剤の投与により比較的早期に改善した。氷食症は日本人の鉄欠乏性貧血の症状としてよくみられることが判明した（内田他，2014）。氷食症のすべてが鉄欠乏性貧血ではないが、このような行為の背景に身体疾患が潜んでいる可能性を常に考えておく必要がある。

Q４：身体疾患の治療において、精神医学的知識をどのように生かすことできるか知りたい。

Ａ４：身体疾患に罹患している患者は、一般的に抑うつや不安傾向が高いと考えられている。近年では慢性疾患が増加しており、長期にわたって通院や治療を受けたり、反復して手術を受ける人も少なくない。がんの診断を受けた人には、その35％程度に感情的な問題（抑うつ、不安など）が生じるとされている。このような人の心理的傾向を把握し、臨床場面でさまざまな心理的支援を行うと精神症状が改善する。

がん患者に対する個人精神療法は苦悩、不安、抑うつ、生活の質の改善に対して有効であり、その効果は6か月後まで持続した。グループ精神療法、カップル精神療法、リラクゼーションは、個人精神療法より効果は弱かったが有効性が認められた。心理教育の効果は弱く、情報提供のみでは効果はなかった（Faller et al., 2013）。したがって、どのような身体疾患を対象としていても、精神医学的知識をもって患者に対応することが有用であることに間違いない。

第12章　精神科薬物療法

Q1：向精神薬は副作用があるが、本当に使い続けるメリットはあるのか？

A1：うつ病に関しては、早期に抗うつ薬を中止・減量することは再燃の危険性を高める。とりわけ寛解後26週は抗うつ薬の再燃予防効果が立証されており、副作用の問題がなければ初発例の寛解後4～9か月、またはそれ以上の期間、急性期と同用量で維持すべきとしている。再発例では、2年以上にわたる抗うつ薬の維持療法が強く勧められる。認知療法・認知行動療法あるいは対人関係療法を薬物療法と併用した場合は、薬物療法単独に比べて再発予防効果が高い（日本うつ病学会，2019）。

統合失調症に関しては、慢性期の患者に対して抗精神病薬とプラセボを投与し、2群を比較検討したメタ解析の結果が報告されている。それによると服薬継続は試験開始後の7～12か月の再発率を低下させ（27％対64％）、再入院率を低下させていた（10％対26％）。したがって、慢性期統合失調症に関しても、抗精神病薬の継続した投

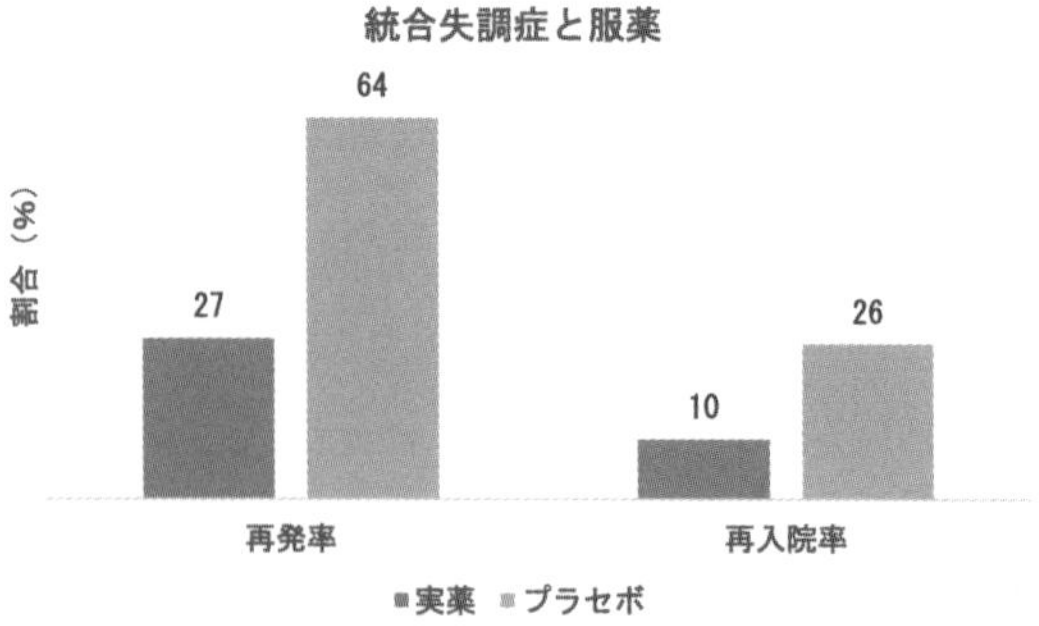

統合失調症の慢性期患者に対して服薬の有無による再発率と再入院率を比較した研究では、抗精神病薬の継続した投与がこれらの率を低くする効果があることが分かった。
（Leucht，2012）

与が疾患の予後を改善する可能性が高い。一方で体重増加、不随意運動、過鎮静などは服薬群で多くみられることも注意すべきである（Leucht et al., 2012）。

Q2：精神疾患の薬物療法の評価にはどのような方法があるか？

A2：抗うつ薬の臨床試験では、主要評価項目として薬剤投与の効果と受容度を評価する。効果の指標としては、抑うつ症状の評価であるハミルトンうつ病評価尺度（注）得点の変化を調べる。薬剤投与後に、総得点が50％以上低下した患者の割合を用いることが多い。受容度は薬剤投与開始後に、何らかの原因により治療から脱落した患者の割合を用いる。副次評価項目としては、治療終了時のうつ病評価尺度得点、寛解率、副作用による脱落率などを用いる。以上の指標を実薬とプラセボで比較したり、または新薬と以前からある薬を比較することで新薬を評価する（Cipriani et al., 2018）。

注　：ハミルトンうつ病評価尺度は気分障害Q6を参照のこと。

Q3：抗うつ薬は健常な人に利用しても抗うつ効果があるのか？

A3：薬物治験の段階で健常被験者に対し、うつ病患者と同じ投与量で数週間にわたり抗うつ薬を投与する実験が行われる。そのなかで報告された有害事象のデータによると、抗うつ薬を精神疾患のない人に服用させた場合、不安焦燥、悪夢、いらいら感、神経質、振戦、抑うつ、衝動性などが出現する可能性がある（Bielefeldt et al., 2016）。

Q4：向精神薬の開発で注目されている新薬について知りたい。

A4：自閉症に対する薬物療法として、オキシトシン（注1）の鼻腔内投与の臨床研究が進められている。まだ確実な効果が得られたわけではないが、自閉症の症状の一部や眼球運動など生理的現象を改善する可能性が報告されている（Yamasue et al., 2019）。難治性うつ病に対して、麻酔薬の1種であるケタミン（注2）を鼻腔内に投与することで、プラセボと比較して有意な抗うつ効果を認めたと報告されている（Daly et al., 2018）。ケタミンに関しては、1回の静脈内投与でうつ病患者などにおける自殺念慮が改善したという結果も報告されている（Wilkinson et al., 2018）。

注1：オキシトシンは視床下部から下垂体後葉を介して血中に放出されるホルモンで、主に女性の妊娠出産や授乳に関係する物質である。最近ではオキシトシン受容体が脳内に存在することが分かり、愛情や社会性などのこころの働きにも関係していることが報告されている。
注2：ケタミンは麻酔鎮痛薬として医療現場で用いられており、静脈内もしくは筋肉内に投与される。また幻覚剤としても知られており、乱用や密輸などが問題になったこともある。

Q5：治療中に服薬を忘れたことにより、精神症状が悪化することはあるか？

A5：もちろんもともとの病気が、服薬中断により悪化する可能性がある。さらにSSRIを含む抗うつ薬の服用開始から数週間以上経過した後に服薬を中止した場合には、中断（止）症候群が生じる危険性がある。この症状は中止後数日経ってから、めまい、ふらつき、異常感覚、疲労感、頭痛、悪心、振戦、下痢などの身体症状と、不安、不眠、易刺激性などの精神症状が出現する。持続期間は数週間が多いが、さらに長期にわたった症例もある。ほとんどすべてのSSRIで起こり得るが、種類としてはパロキセチンが最も多く、これには同剤の処方量が多いことにも関連している。服薬の減量や中断を緩徐な速度で行っても、中断症状が起きる可能性がある（Fava et al., 2015）。

Q6：薬物療法だけで病気が快方に向かうことはあるか？

A6：統合失調症を例にすると、薬物療法だけで社会復帰が十分に可能であるというわけではない。薬物療法に加えてSST（注1）などリハビリテーションの手法を用いることが必要である。最近のメタ解析によると、SSTを用いると用いない場合よりも陰性症状の改善度が有意に高い（効果量＝0・2〜0・3、注2）ことが分かっている。さらにPANSSで測られた総合精神病理得点（不安や抑うつの尺度を含む）の改善度も有意に高かった（効果量＝0・3〜0・4）。一方で陽性症状に関しては、SSTの効果はみられなかった（Turner et al., 2018）。したがって、薬物療法にその他のリハビリテーション技法を組み合わせることが、患者の社会復帰には有用である。

注1：SSTに関しては統合失調症Q10を参照のこと。
注2：効果量とは2群を比較する場合に、各群の平均値の差を両群の標準偏差で割って計算した値である。したがってこの場合は、SSTを行った群では行わない群よりも、陰性症状の平均値が標準偏差の0・2〜0・3分だけ大きく低下（改善）したことになる。

Q７：服薬を拒否する患者にはどう対処するのか？

Ａ７：入院中の統合失調症患者で経口投与が不可能な場合は、筋肉または静脈注射などで薬物を投与することがある。しかし外来通院の場合は、そのような非自発的手法は困難である。外来通院時には、あくまで患者の理解と協力が必要であるが、持効性抗精神病薬（long-acting injectable antipsychotics; LAI）を投与することがある。この薬剤は抗精神病薬を注射薬として一度に筋肉内に投与し、薬物が２～４週間にわたり持続的に吸収されるものである。ＬＡＩと経口投与との比較では、一般的な研究デザインでは再発率や再入院率に有意な差はなかった。しかし最初に経口投与を行い後にＬＡＩに切り替えた患者を用いた解析では、再入院の危険性を約40％程度まで減らすことができた（Kishimoto et al., 2013)。

Q８：抗精神病薬は具体的にどれほど早く効くのか？

Ａ８：統合失調症に対してリスペリドンまたはオランザピンを経口投与して、投与前の精神病症状との比較を６～８週後まで評価した研究がある。それによると薬剤の効果は投与１週目で認められ、さらに２～４週後にわたって症状の改善が持続した。投与前との比較で、20％以上の症状の改善は4週目までに認められることが多かった（McMahon et al., 2008）。

Q9：精神疾患の薬物療法を定めたマニュアルはあるか？

A9：日本神経精神薬理学会が、統合失調症薬物治療ガイドラインを発表している（日本神経精神薬理学会, 2017）。日本うつ病学会が、うつ病および双極性障害治療ガイドラインを発表している（日本うつ病学会, 2019, 2017）。

Q10：精神科の治療においてプラセボ効果はどのくらいか？

A10：抗うつ薬についての研究では、薬剤治験の段階で実薬とプラセボ（偽薬）に対する反応性が報告されている。それによるとうつ病評価尺度得点は、ウェイトリスト（注1）の患者でも10％程度、プラセボ投与によっても30～45％程度の改善を示していた。一方で実薬（抗うつ薬）による改善効果は50～65％であった。さらにプラセボで症状の改善した患者の79％は、6か月以上経過しても再発しなかったと報告されている。

このように抗うつ薬の治験において、実薬—偽薬間の効果の差が縮まっていることが問題

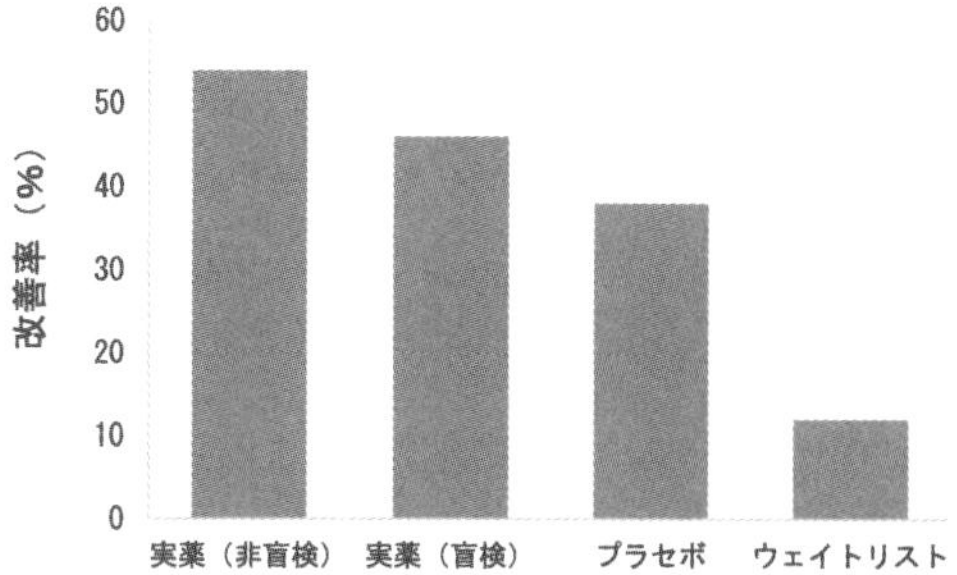

実薬とプラセボでうつ病評価尺度得点の変化を比較した場合、実薬による改善効果は50～65%で、プラセボの改善効果は30～45%であった。また盲検性の有無でも改善率が異なっていた。（Kahn, 2015）

となっている。その原因としてDSMを用いた操作的診断により、軽症から中等症のうつ病患者が治験に採用されるようになったことがある。また治験の方法の厳格化により、ランダム化二重盲検法（注2）を採用することが多くなり、観察者の評価得点が厳しくなっていることもある。さらにプラセボ対象者に対しても、疾病や薬剤に関する教育を行い継続的に観察を行うことが、精神療法的効果を上げているのではないかと考えられている（Khan et al., 2015）。

注1：ウェイトリストとは臨床研究に参加する前の待機状態のことであり、その期間内でさえうつ状態には一定の改善が認められる。

注2：ランダム化二重盲検法とは、薬物治験などに用いられる実験デザインのひとつである。実薬またはプラセボが投与される者が誰かという情報が、観察者にも被験者にも知らされていない。

第13章　リハビリテーション・患者対応

Ｑ１：精神疾患の種類に特化したリハビリテーションはあるか？

Ａ１：統合失調症の社会的な機能障害に対しては、社会生活技能訓練（ＳＳＴ：注１）が行われることが多い。これは社会や家庭での生活場面を想定して、現実的で実行可能な対処方法を訓練する方法である。ＳＳＴは精神医療以外に、学校における不登校や職場における産業衛生においても応用が広がっている。

うつ病でみられる否定的な物の考え方を修正する方法として認知行動療法があり、患者用と治療者用マニュアルが作成されている（日本認知療法・認知行動療法学会，2018）。その他にはパニック障害（関他，2016）、社交不安障害（吉永他，2016）、強迫性障害（中谷他，2018）、ＰＴＳＤ（金他，2016）などに対する認知行動療法のマニュアルが作成されている。

注１：ＳＳＴについては統合失調症Ｑ10を参照のこと。
注２：認知行動療法については神経症とストレス関連障害Ｑ１とＱ２を参照のこと。

Q2：リハビリテーションの現場で出会うことの多い精神障害は何か？

A2：全国の精神科病院における入院患者数は約28万人で、内訳は統合失調症が53％、認知症が25％、気分障害が10％となっている（2018年度精神保健福祉資料）。したがって、精神科病院に医療職として勤務した場合は、対応する患者の比率はこれに準じた割合になると予想される。一方で精神科外来患者数では、気分障害が34％、統合失調症が24％、神経症とストレス関連障害が23％となっている（2017年度患者調査）。したがって、精神科診療所などに勤務する場合は、対応する患者の比率はこれに準じた割合になるだろう。

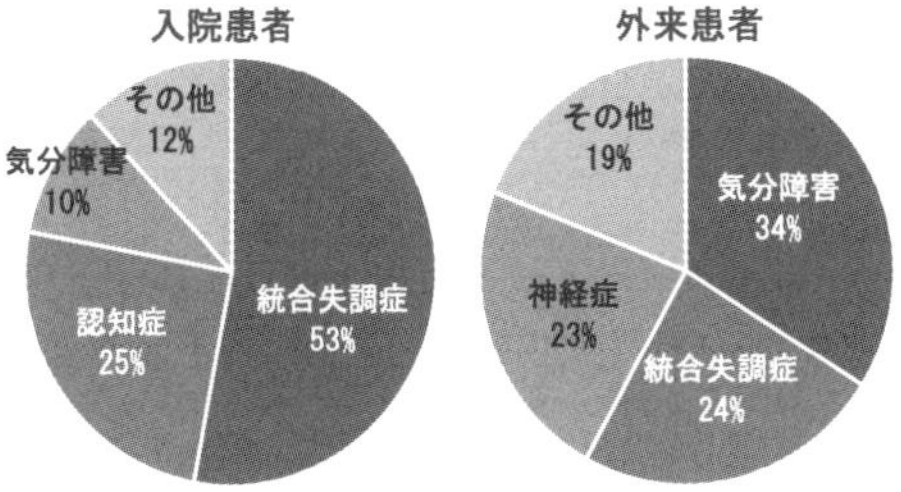

わが国における入院患者と外来患者の疾患割合は大きく異なっている。

Q3：精神疾患を有する患者に対して、リハビリテーションを行う際にどんなことを理解しておく必要があるか？

A3：精神症状についての理解は勿論だが、薬物療法による錐体外路症状など副作用について注意を払うべきである（注）。患者の意欲減退は精神疾患の影響によると考え、それを怠惰や不精として非難しないようにする。運動や感覚障害などを含む転換症状に対して、心理機制を考えるのはよいが安易な解釈は慎むべきである。画像診断では脳神経に異常がないにもかかわらず、四肢の動かしにくさや奇妙な感覚を訴える場合がある。その一方で体感幻覚を訴える患者のMRIを取ってみると、神経根の圧迫が疑われたという症例もある。骨折をしていても患者自身がどこが痛いか的確に言語化できず、骨折が数週間見逃されていた症例もあるので注意が必要である。

注：薬原性錐体外路症状評価尺度（drug induced extra-pyramidal symptoms scale：DIEPSS）では、歩行、動作緩慢、流涎、筋強剛、振戦、アカシジア、ジストニア、ジスキネジア、概括重症度の9項目に関して0（なし）から4（重度）で評定する（稲田，2012）。

Q4：当事者家族によるサポートはどのようなものがあるのか？

A4：全国精神保健福祉会連合会という患者家族の全国組織があり、さまざまな活動を行っている。

全国精神保健福祉会連合会　http://seishinhoken.jp

Q５：主治医として臨床心理師・リハビリテーション療法士に期待することは何か？

A５：いずれの精神障害の定義にも、「社会的、職業的、学業的な機能低下により当該患者に本来求められる機能水準から大きく低下している」ことが含まれている。したがって、すべての精神疾患に対して、社会的、職業的、学業的なリハビリテーションが必要である。リハビリテーションに携わる人に期待しているのは、社会復帰という目的に向かって患者と同じ方向を向いて進んで行ってほしいということである。また今後は多職種連携による地域社会での支援が重要になってくるため、他職種とのコミュニケーションや共通した診断基準と治療指針の理解が必要になる。

Q６：作業療法士は誰でも退院後生活環境相談員になれるか？

A６：退院後生活環境相談員として有するべき資格は、①精神保健福祉士、②看護師、作業療法士、社会福祉士として精神障害に関する業務に従事した経験を有する者、③その他となっている。厚労省の見解では、「精神障害者に関する業務に従事した経験について特別に基準を設けることは考えていない」とのことである。したがって何らかの形で精神医療に従事した経験があればよいと考えられる。しかし基準に関しては、今後の改正などが予定されている。

第14章　自殺関連問題

Q１：自殺を考えている人がいる場合どのように接すればよいか？

Ａ１：まずその人に起きている、不眠、不安、抑うつ、意欲低下などの変化に気づいて声をかけることから始める。次に本人の気持ちを尊重して、ゆっくりと耳を傾ける「傾聴」の態度を取る。もし相手が何もいわなかったら、思い切って自分から尋ねてみることも必要である。事態が深刻であることが分かったら、早めに専門家に相談するように促す。相手の了承を得たうえで、相談機関に確実につながるような処置を考える。専門家に引き継いだ後も、折に触れて寄り添いながらじっくりと見守る態度が望ましい。このような対応のできる人材を「ゲートキーパー」とよび（注）、地域において活動できるように研修が行われている。

注：ゲートキーパーとは、自殺の危険を示すサインに気づき、適切な対応を図ることができる人のことである。自殺対策では、悩んでいる人に寄り添い、関わりを通して「孤立・孤独」を防ぎ、支援することが重要である。専門性の有無にかかわらず、それぞれの立場でできることから進んで行動を起こしていくことが自殺対策につながる。医療職、教職員、ケアマネージャー、民生委員、児童委員など、多くの分野の人材がゲートキーパーとなれるよう研修等を行っている（厚生労働省，2011）。

Q2：自殺の理由で最も多いのは何か？

A2：2018年度では自殺動機の多い順に、健康問題（39％）、経済・生活問題（13％）、家庭問題（12％）、勤務問題（8％）、男女問題（3％）、学校問題（1％）、その他・不詳（24％）となっている。これは遺書などの自殺を裏付ける資料により明らかに推定できる原因・動機を1人につき3つまで計上した場合の数値である（厚生労働省・警察庁）。もとより自殺動機を正確に判断することはきわめて困難であり、また複数の動機が重なっていることが多い。さらに年齢による違いも大きく、学校問題などは全体としては少ないが、未成年者ではきわめて深刻な問題である。

Q3：なぜ自殺が減らないのか？

A3：わが国における年間の自殺者数の推移は、1997年までは2万4千人前後であったが、1998年に急増して3万2千人を超えた。その後も3万人を上回る数の自殺者数が続き、2003年には3万4千人を突破した。これを受けて2006年に自殺対策基本法が施行され、各自治体で自殺防止に向けた取り組みが開始された。その対策の効果もあって、201

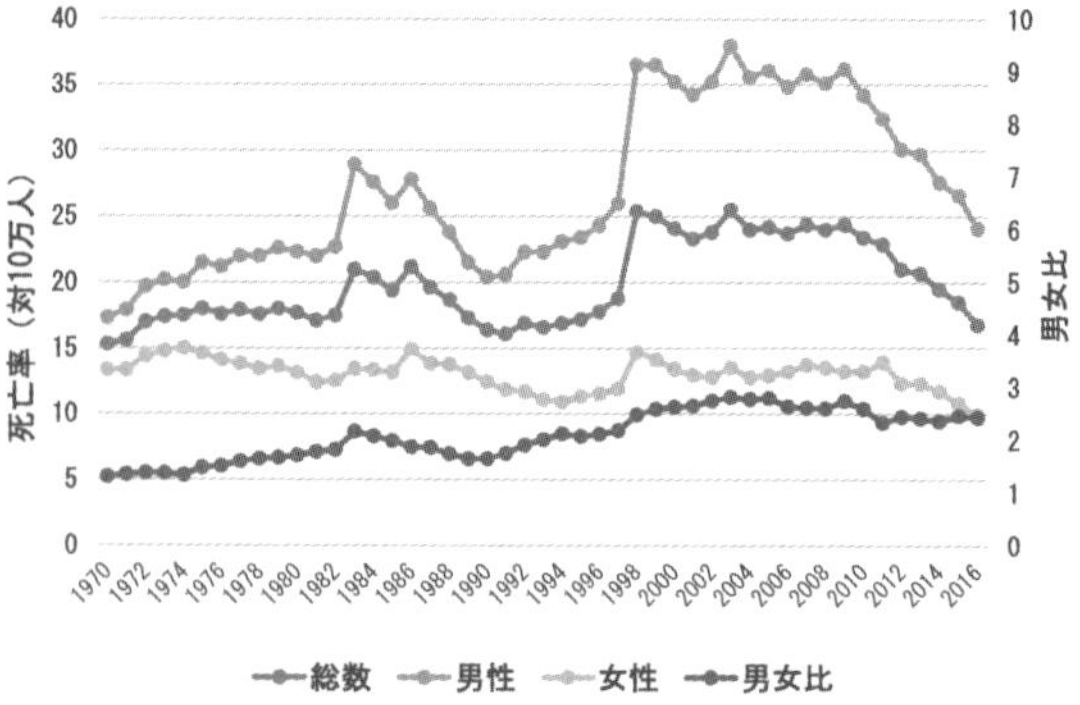

わが国における年間自殺者数は、1998年に急増し2003年には３万４千人を突破した。さまざまな対策により2018年には２万１千人程度にまで減少している。図は対10万人の死亡率（左軸、上から男性、総数、女性）と男女比（右軸、一番下）を示す。

２年には３万人を下回り２０１８年には２万１千人程度にまで減少した。このように自殺者数は漸減傾向にあるが、総数としては世界的にみてもまだ多い国に含まれる。さらに成人以上の数は減少しているものの、未成年者や児童の自殺者数が増加傾向にあることが問題としてあげられている。

Ｑ４：すべての自殺は精神疾患とみなして治療する必要があるのか？　自殺と精神疾患の関連は？

Ａ４：自殺の背景にこころの病気があることは一般に広く認識されているが、それを具体的な数値としてあげることはきわめて困難である。ＷＨＯの報告（Bertolote et al., 2002）では、１９５９年から２００１年までに世界で発表された論文（ほとん

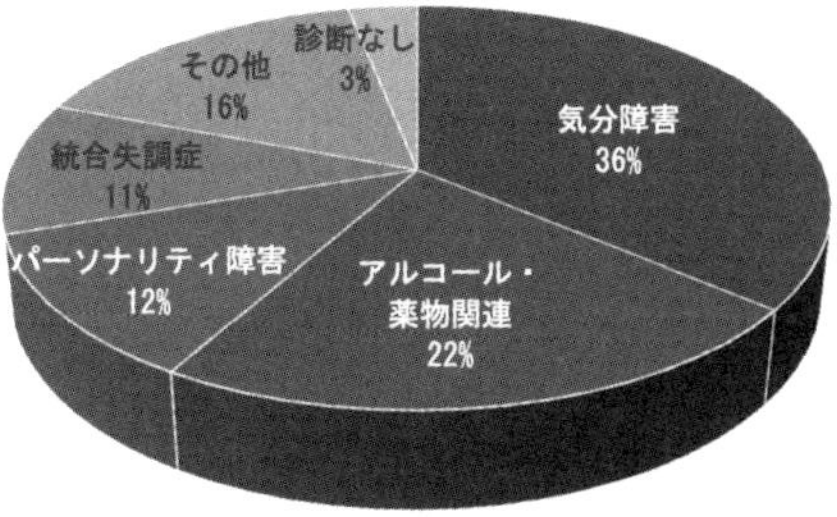

精神科受診歴のない群の事後における精神医学的診断名の分類を示す。精神医学的診断名がつかない例は3%であった。(Bertolote, 2002)

どは欧米圏）に含まれる、15，629人の精神医学的診断名がまとめられている。これらの人々は精神科治療を受けていた群（48%）と、受けていなかった群（52%）に分けることができた。ここでは一般人口における自殺と精神障害との関連性をみるため、精神科受診歴のない群について示す。この群の事後における精神医学的診断名の分類は、気分障害が36%、アルコール・薬物関連障害が22%、パーソナリティ障害が12%、統合失調症が11%であった。3%は精神医学的診断名がつかなかった。このデータは日本の状況と必ずしも一致しないかもしれないが、自殺の原因となる精神障害はさまざまであることが想定される。加えてうつ病とアルコール関連障害が合併することもしばしばあり、各人の置かれている個別の環境・状況に配慮した取り組みが求められる。

Q5：自殺の前触れとして周囲の者が感じ取れることはあるのか？

A5：以下のようなものが自殺につながるサインや徴候である。(1)過去の自殺企図・自傷歴、喪失体験（身近な人との死別体験など）、(2)苦痛な体験（いじめ、家庭問題など）、(3)職業問題・経済問題・生活問題（失業、リストラ、多重債務、生活苦、生活への困難感、不安定な日常生活、生活上のストレスなど）、(4)精神疾患・身体疾患の罹患およびそれらに対する悩み（うつ病など精神疾患や、身体疾患での病苦など）、(5)ソーシャルサポートの欠如（支援者がいない、社会制度が活用できないなど）、(6)自殺企図手段への容易なアクセス（危険な手段を手にしている、危険な行動に及びやすい環境があるなど）、(7)自殺につながりやすい心理状態（自殺念慮、絶望感、衝動性、孤立感、悲嘆、諦め、不信感）、(8)望ましくない対処行動（飲酒、薬物乱用）、(9)危険行動（道路に飛び出す、飛び降りようとする、自暴自棄な行動をとるなど）、(10)自殺の家族歴（厚生労働省，2011）。

Ｑ６：自傷行為と自殺未遂の分かれ目はどこか？　本人は死ぬつもりはなくとも死に至った場合はどう判断されるのか？　自殺と自傷行為との関連はあるか？

Ａ６：リストカットなどの自傷は、「自殺の意図なしに、故意に自らの身体に対して非致死的な損傷を与える行為」と定義されている。したがって自傷は自殺とは明確に区別される行動であると考えられる。自殺が避けられない辛い経験から逃れるために自ら死を選ぶことに対して、自傷は精神的な苦痛や混乱をむしろ鎮静するために行われることが多い（松本，2016b）。

自傷行為の結果として死に至る可能性があるため、このような場合は自殺に分類される。自傷の後に自殺に至った症例を検討した結果では、自傷の1年後までに1・8%、1～4年後までに3%、4～9年後までに3・4%、9年後以降で6・7%が自殺していた（Owens et al., 2002）。しかし自傷と自殺に関しては統計が不十分であり、今後さら

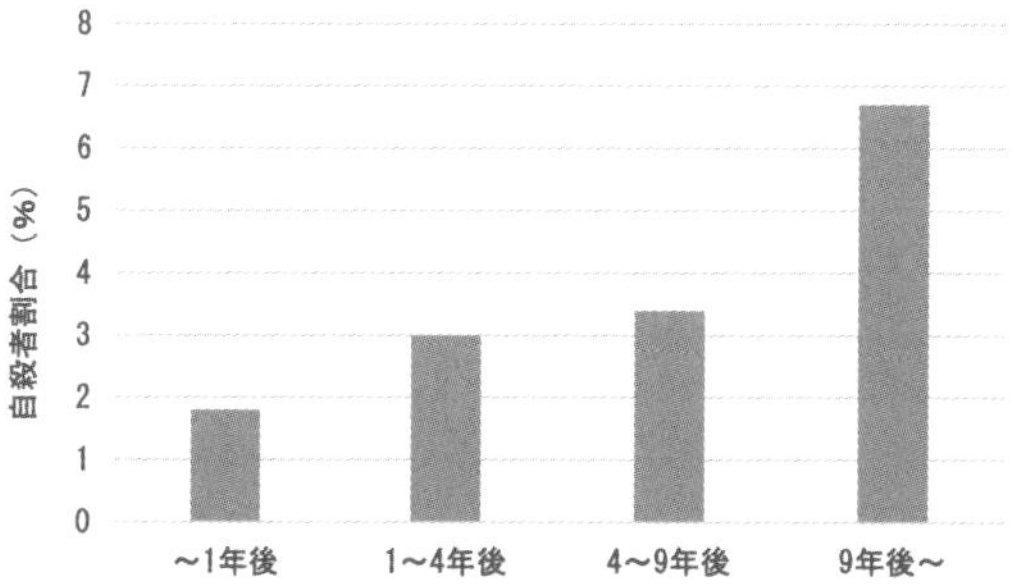

自傷の１年後までに1.8%、１～４年後までに３%、４～９年後までに3.4%、９年後以降で6.7%が自殺していた。
（Owens, 2002）

なる検討を要する。

Q７：自殺未遂後の心のケアはどうしたらよいのか？

Ａ７：一般の救急医療現場においては、以下に示すような対応が望ましい。

(1)傾聴：黙ってひたすら患者の言葉に耳を傾け、真剣に聞く態度。

(2)共感と受容：患者の言葉をまず一度全面的に受け入れ、理解しようとする態度を示す。同時に入院中の安全を保証する。

(3)ねぎらい：来院したことそのもの、心の内を吐露してくれたことをねぎらう。

(4)両価性：自殺未遂患者は「死にたい」「生きていたい」の両方をさまよっている。白でも黒でもなくグレーゾーンにある患者の気持ちを理解する。

(5)死以外の解決方法を考える：患者は「死ぬことが唯一の問題解決方法である」と考えている。問題を解決するための他の方法について一緒に考え、探す努力をする。

(6)患者の気持ちに焦点をあてる：自殺企図、自傷行為によって生じた身体面の問題だけでなく、そこに及んだ動機・心理的背景も積極的に取り上げる。（日本臨床救急医学会，2009）

Q８：高齢者や地方で自殺が多いのはなぜか？　都道府県別の自殺死亡率に違いが出るのはどうしてか？

Ａ８：統計は自殺の発生地における計上であり自殺者の居住地とは異なるため，例えば山梨県の自殺死亡率が高いことは県外者が同県内で自殺を図る影響が大きい。一方で秋田県も自殺死亡率が高い時期があったことが知られている。秋田県の平成27（２０１５）年度の自殺死亡率（10万人あたり）は25・7で，同じ年度の全国平均の18・5と比較して1・4倍高かったのである。同県の性別年代別の傾向として，男女ともに70歳以上で全国平均を上回る死亡率を示し，20代では男性のみ全国平均を超えていた。動機別には身体疾患による健康問題の割合が，全国平均より高い傾向があった。

このような調査結果から，生きづらさを抱え自己肯定感が低い若年男性，配偶者と離別・死別した高齢者，退職して社会的役割の喪失感を有する中高年男性などが孤立した状態となっていることが問題点としてあげられた。さらにがんや脳血管疾患による死亡率の高さも影響していると考えられた（秋田県，2018）。県をあげての取り組みを行い，近年では自殺死亡率が大きく低下している。これらの危険因子は決して同県だけの問題ではなく，高齢化社会を迎えた日本全体の問題点でもある。

Ｑ９：一部の国などにおける宗教的な死などの慣習は自殺にあたるのか？

Ａ９：歴史的には老年期に達した者、病気に冒された者、夫の死のあとを追う妻、王や首長の死に伴う臣下や家来などには、社会的に自殺する義務が課せられていた時代もあった。宗教的に教徒らが絶食して死んだり、聖なる河に身を投じる習慣のあった国もある。仏教の宗派には、教徒がわずかに呼吸のできる穴の開いた空間に入り、飲食を絶って静かに餓死に至る修行がある。これらの殉教者達は、深い尊敬のもとに後世まで語り継がれるのである（デュルケーム，2018）。このような例は現在の視点でみれば自殺者として扱われるが、当時の社会文化的背景ではむしろ尊い行為として認識されていたと考えられる。

Ｑ10：信仰する宗教の種類により自殺の頻度が変わるのか？

Ａ10：いずれの宗教も自殺を禁じており、信仰心が自殺を予防する有力な因子であることはよく知られている。特にイスラム教とユダヤ教において、その戒律はきわめて強いとされている。世界各国の自殺による死亡率（WHO, 2015）と、各宗教を信仰する人口割合（Pew Research Center, 2012）を比較検討した。イスラム教の人口比率が高い国ほど自殺死亡率は低く、両

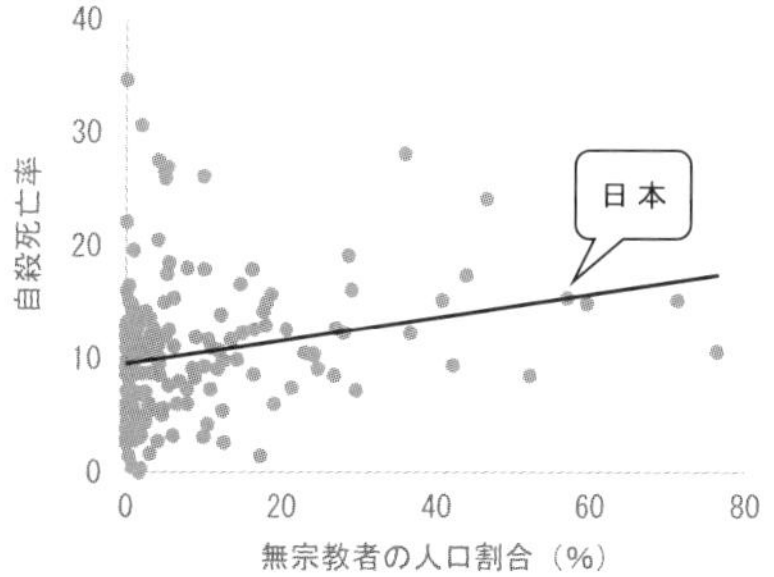

無宗教の人口比率が高い国は自殺死亡率が高い。そのなかで日本の分布位置を示す。

者には有意な負の相関（$r=-0.25, p<0.001$）を認めた。

仏教ももちろん生を尊ぶ教えであり、自殺により命を絶った場合は来世では今よりも下位の生物として生まれ変わると戒めている。しかし仏教徒の人口比率は、自殺死亡率と有意な正の相関（$r=0.19, p<0.05$）を示している。すなわち仏教徒の人口比率が高い国は、同時に自殺死亡率も高いのである。日本人に最も関係が深いのは、無宗教の人口比率が高い国は自殺死亡率が高い（$r=0.23, p<0.01$）という結果である。すなわち無宗教であることが、自殺の誘因になる可能性を秘めているということである。しかし国家間の比較は信仰だけではなく、各国の健康福祉政策や精神障害の罹患率なども関係していると考えられる。

一方で千人以上の日本人を対象とした調査では、全体の8割以上が宗教を信じていないと回答している。しかし信じていないながらも、そのなかには死後の世界、魂の永続性、輪廻転生などの概念を信じている人が含まれている。このような人々においては、無宗教でありながら自殺に対する許容度が低くなっている。また信仰の有無にかかわらず、死後の魂の苦難を信じる人は、自殺を許容しない傾向があった（山本他，2016）。

注：世界における各宗教の人口比率はキリスト教32%、イスラム教23%、無宗教16%、ヒンズー教15%、仏教7%、民俗信仰6%、その他0・8%、ユダヤ教0・2%となっている。また日本人における各宗教の人口比率は、キリスト教1・6%、イスラム教0・2%、無宗教57%、仏教36%、民俗信仰0・4%、その他4・7%となっている。神道はその他の宗教に含まれる。（Pew Research Center, 2012）

Q11：精神科病棟内での自殺防止の方策・工夫にはどのようなものがあるか？

A11：精神科病院に入院または通院中の患者における自殺は、日本全国における自殺者数の約4%前後を占めるといわれている。入院中の患者の自殺は患者家族はもとより、医療スタッフに対してもきわめて深刻な影響を与える。このような事態を防止するには、まず当該患者の自殺リスクを正確にかつ繰り返して判定する必要がある。そのために自殺予防チェックリストを、入院から退院まで経時的につけることが望ましい。

病院管理の観点からは、院内で過去に起きた自殺既遂・企図現場について検証するべきである。それにより院内の危険な場所を特定し、その場所を頻回に点検することが可能になる。リスクをもつ患者に対しては接触を多くもち、職員間で情報の伝達を良好にすることで自殺防止につなげる。定期的に患者の持ち物チェックをすることも推奨される（愛知県精神科病院協会，2012）。

Q12：子どもの自殺には成人と違った特徴があるのか？

A12：10～14歳の子供の自殺には，以下のような特徴があると報告されている。要因として学校問題，なかでもいじめと低い学業成績が大きく，背景には身体的・性的虐待の存在も指摘されている。家庭内に葛藤を抱えており，家族相互の対話が乏しいことも自殺の背景として考えられる。ＡＤＨＤなどの発達障害や，うつ病など精神障害の罹患も自殺の要因としてあげられる。

子供の認知能力は発達段階であるが，自殺行為が何を意味するかは理解している。言語的な表現が乏しいため，その行為は衝動的であるようにみえる。しかし自殺の数か月前から行動や態度に変化がみられ，興味や関心を失ったり，不登校や引きこもりが起こっていることもある。自殺した子供は，ストレス対処方法を十分に習得できていなかった可能性がある（Sousa et al., 2017）。

Q13：自殺が多い時間帯や曜日があるか？

A13：わが国における中高年（40～65歳）男性の場合は、早朝から出勤前の時間帯にかけて自殺で亡くなる人が多く、とりわけ月曜日の朝にピークがあることが報告されている。この傾向は1995年以降、つまり日本経済が悪化した時期以降に顕著となった。同様の傾向は、20～39歳にかけての若年成人男性においても認められた。一方で66歳以上の高齢男性は、週の曜日による違いは少なく昼の12時頃に自殺することが多かった。女性の場合は全年齢で、昼間の時間帯に自殺で亡くなることが多かった。このように性別や年齢により、自殺に至る曜日や時間帯が異なる傾向があった（Boo et al., 2019）。

Q14：集団自殺というのはどのようなものか？

A14：例としては1997年3月26日に米国カリフォルニア州の住宅内で、39人の成人男女が死亡しているのが発見されている。この集団はある宗教グループに所属しており、別世界で生まれ変わるために自殺することをインターネットのホームページで予告していた。大半は白人で、数名の黒人とヒスパニックが含まれていた。大量の鎮静剤とアルコールなどを飲み、

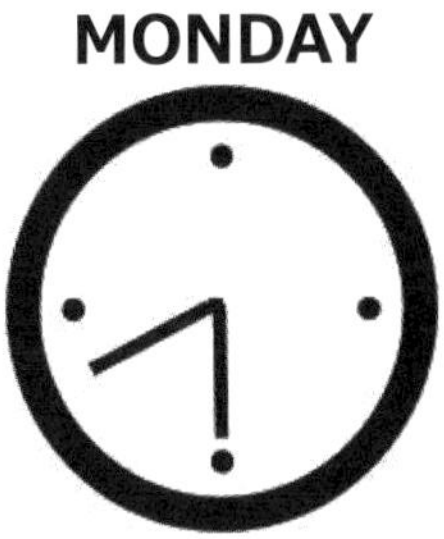

日本人の中高年男性の場合は、早朝から出勤前の時間帯にかけて自殺で亡くなる人が多く、とりわけ月曜日の朝に多い。(Boo, 2019)

数日にわたって全員が死亡したとみられている（朝日新聞　1997年3月28日）。

第2部

第1章　精神医学とは何か？

「精神医学とは何か?」と問われれば、それは「人間存在の医学」であると答えられるだろう。すなわち統合失調症や双極性障害などの深刻な病態では、身体的な危機は一切ないにも関わらず、患者は社会生活から大きく離脱せざるを得ず、その影響は本人のみならず周囲にいる人達にも及ぶからである。統合失調症では何が侵されるのかを考えてみると、それは人の意識、知覚、注意、記憶、言語、学習、思考、意欲、感情、自我などであることが分かる。このような広範囲なこころの働きが、病気の影響の最も強いときには強く歪められるのである。それだけを考えてみても、本疾患が人間性の本質である精神の統合された働きを一時的にせよ、危機的状況に至らしめる深刻な病であることが理解できるだろう。ここでは精神の統合された働きを、「人間存在」とよんでいるのである。発症が緩徐な場合は、年余にわたる社会的引きこもりの後に症状が顕在化することもある。または強い心理的ストレスに遭遇し、数日の内に急性発症することもある。活発な幻覚や妄想はその人の考えや行動を大きく歪め、強い緊張や興奮は他者からの保護的な働きかけを一切拒むのである。

身体疾患と比べて考えるとすれば、重篤な心臓病で人工心臓を装着している患者がいるとしよう。患者は大きな機械につながれていて、リハビリテーションのために病院の廊下をゆっくりと歩いている。数名の医療スタッフが彼を取り巻くように配置され、慎重に患者の心機能をモニターしている。この疾患もまたきわめて深刻なものであり、最新の医療技術により生命が維持されている。しかし患者に話しかけたときに分かることは、彼の反応は我々と何も変わらないということである。疾患の重篤な状態においても、患者の精神機能は維持されており、自ら治療を受けることを希望し、周囲に対して常に受容性を保っている。心臓はもちろん重要な臓器であり、最悪の場合には死に至る病である。心臓は血液を送るポンプであり、その機能が障害されることは深刻であるとしても、「人間存在」にはそれほど大きな影響はないのである。そこが精神疾患と身体疾患の違いを感じる所以である。

1　精神障害と創造性

人間存在で重要なことは何かと考えると、ヒトが他の霊長類と最も異なっているのは尊厳（dignity）と創造性（creativity）を有することだと分かる。もちろん言語や知能、火や道具の使用など、ヒトが他の霊長類を凌駕する精神機能を有していることは間違いない。チンパンジーの尊厳もあるだろうし、ゴリラにも創造性があるかも知れない。しかし、尊厳と創造性の２つは、とりわけ現代社会に生きる我々にとって重要な概念である。生命の尊厳については、脳死や尊厳死・安楽死の観点から語られることが多い。がんの終末期における緩和医療や、筋委縮性側索硬化症の延命治療などがそれにあたる。これらは身体疾患と人の尊厳の関係を問うことが多いので、ここでは省略する。

もうひとつの概念である創造性（creativity）は、一般的にはそれほど身近に感じることはないかも知れない。しかし最近の研究では創造性を、ごく少数の偉人のもつ創造性（Big-C）と、ごく普通の人々のもつ創造性（little-c）とに分けて考えている（Andreasen et al., 2012）。自分には創造性の欠片もないと考えている人も多いかも知れないが、創造性は特異な能力ではなく誰にでも存在し、日常的な学習や業務のなかで発揮されている能力なのである。うつ病になればそのような創造的思考は乏しくなり、躁病になれば活発になる可能性がある。統合失調症では、創造的思考に病気特有の偏りが生じるかも知れない。したがって、創造性と精神疾患の関係をみていくことで、疾患の人間存在に与える影響を理解することができるのではないだろうか。

2　傑出人と創造性

ギリシャ時代に遡ると、哲学者アリストテレスは「創造性はてんかんとメランコリアに関係する」と考えていた。当時のてんかんは神聖病と考えられており、メランコリアは沈思熟考につながるとみられていた。時代は下って19世紀の学者は、「天才はてんかん群に属する変性精神病である」（ロンブローゾ、１８６４）と述べている。変質・変性という観点では、「正常社会からの偏移」を主張する研究者が多く存在した（ランゲ・アイヒバウムら）。ゲーテとニーチェの生涯は綿密に検証（メビウス、１９０２）されているが、ゲーテは季節性うつ病でニーチェは神経梅毒であったことは有名である。

20世紀に入り、客観的なデータを用いた研究が進められた。英国の紳士録から1，０２０名の著名人を選んだところ、精神病はその本人の４・２％、血縁者の２・２％に認められた。また本人自身の５％はパーソナリティ障害で、８％はうつ病、16％は刑務所にいた（Ellis, 1926）。ドイツの芸術家と科学者を調べた研究では、その２・７％に統合失調症、22％にパーソナリティ障害があり、１・８％は自殺で亡くなっていた。彼らの親は２・９％に統合失調症または気分障害、13・３％にパーソナリティ障害、子孫の１・１％に統合失調症、０・７％に双極性障害を認めた（Juda, 1953）。アイスランドの紳士録を調べたところ、親族の13％に統合失調症、23％に双極性障害を認めた（Karlsson, 1970）。これらの研究からは創造性と精神障害の関連が推測されるものの、横断的（cross sectional）かつ後ろ向き（retrospective）研究であるため、結果の解釈には慎重さが求められる。

3　文学的才能と精神障害

精神障害と創造性の関係をより正確に調べるには、創造性をもつ人物と一般人のなかで、それぞれ精神障害の発症頻度を比較する必要がある。そのために特別に計画された研究（Andreasen et al. 1974）では、米国のアイオワ大学で開催された文学ワークショップに参加した15名の作家（カート・ヴォネガットらを含む）の精神医学的分析結果が報告されている。小説家（9名）、詩人（5名）、その両方（1名）を職業とする者が、数年にわたり学生講義などを担当した。性別は全員男性で、年齢は22～53歳（平均34歳）であった。対照群として性別、年齢、教育歴を一致させた15名を選び、それぞれの病歴と家族歴を統一した方法で聴取した。家族の創造性の有無や病歴も聴取された。

精神医学的診断としては、作家群15名のうち9名は精神科を受診しており、8名は薬物療法または精神療法を受けており、4名は過去に精神科へ入院した経験をもっていた。対照群ではそれぞれ4名、3名、0名となっていた。作家のうち2名は双極性障害があったが、対照群では0名であった。作家の6名はアルコール依存で、うち5名はうつ病の既往があった。また2名はマリファナもしくはマリファナとヘロインの依存も併存していた。結論としてうつ病もしくは双極性障害の割合とアルコール依存の併存率は、作家群で対照群より有意に高かった。この結果はさらに対象者を30名ずつに増やしても同様であった。したがって文学的創造性に限れば、気分障害とアルコール依存がその才能に大きく影響していると考えられる。

同じ研究で第一度親族のうつ病罹病危険率は作家群で19％、対照群では２％であり、作家群が有意に高率であった。第一度親族の創造性では、作家群の親族に創造的な人物が有意に多かった。創造性を有する人物とは、大手マスコミのジャーナリスト、職業的ピアニスト、生理学者などであり、創造性を強く有する人物とは高名な作家、コンサートピアニスト、受賞歴のある振付師などであった。したがって、創造性をもつ人物の親族には、創造性をもつ人物がいるが、同時にうつ病に罹患している割合が高いことが分かった。

病相期と創造性について考えると、うつ病相にはほぼ仕事はできないと考えられる。また躁病相にした仕事は粗雑であり、軽躁病相にも仕事にうまく集中できないことが多い（Andreasen et al., 1988）。したがって、むしろ身体疾患を罹っているときが、創造性を発揮する好機かも知れない。例として宮沢賢治は躁とうつの発作に苦しめられていたが、創作は結核で療養している時期にも行われている。天才には異常な昂揚感のなかで、啓示を受けたことが大きな発見や発明につながる例がある。例えばベンゼン環の発見（ケクレ）、電磁気学の創設（ファラデー）、数学的発見（ポアンカレ）などである。また躁的状態で重要な政治判断が行われたことも、歴史的には数多く知られている（クロムウェル、ナポレオン、ルーズベルト、ヒトラーなど）。

以上に述べた研究はいずれもBig-Cに関するものであるが、その結果は意外にも文学的創造性が統合失調症よりも、うつ病や双極性障害と親和性があることを示している。加えて、これは二次的なものかも知れないが、アルコールや薬物依存・乱用も作家群では有意に多かった。気分障害の場合は意欲の強弱が病気によって変動し、軽躁状態での急激な創作意欲の高まりが作品を生み出す原動力となる可能性がある。一方で思考面での障害は統合失調症と比較すると軽度であり、文章構成力などには大きな乱れを生じないのかも知れない。夏目漱石はしばしばうつの発作に襲われていたが、それに加えて関係妄想や幻聴と思えるような症状を示す時期があった。薬物依存についても、川端康成は晩年に重度の不眠症となり睡眠薬を常用していたことが知られている。

4　その他の領域における創造性

絵画における創造性は、文学のそれとは異なるかもしれない。例としては佐伯祐三（１８９８～１９２８）の病歴がよく知られている。佐伯は大阪で住職の次男として出生し、旧制中学時代より油絵を描くようになった。東京美術学校（現東京芸術大学）へ入学し、26才でフランス・パリへ第1回目の留学をする。「パレットを持つ自画像」（１９２４）はフランス生活開始直後の作品であり、印象派の影響を受けた穏やかな作風である。しかし同じ年にフォーヴィスムの巨匠から、自分の作品を一蹴されたことを契機に作風を大きく変えていくことになる。この直後の作品が「立てる自画像」（１９２４）であり、作風の違いのみならず顔の部分をへらで消し去っているのが衝撃的である。佐伯は一時帰国するが、29才で再度パリへ渡り、そのまま30才で客死する。一心不乱に創作に励み、「6カ月で１４５枚の絵を描いた」と口走っていたという。「ガス燈と広告」（１９２７）は死の前年の作品であるが、極度に痩せ細った人物とパリの街頭広告が印象的である。しかし次第に精神変調を来し、失踪事件を起こして精神科病院へ入院後、拒食による衰弱と結核がもとで死亡した。診断は不明であるが、おそらく統合失調症であった可能性が高い。

ノルウェーの画家ムンク（１８６３～１９４４）も一時は精神に破綻を来し、アルコールへの依存も重なって精神科病院へ入院したことがある。偉大な業績を残した芸術家の評価は、作品のみに基づいて行われるべきであることは論を待たない。しかし作品の創造性に対して、精神疾患がなんらかの影響を与えていることは、改めて議論するまでもない。芸術家に対する多くの評論は、精神障害の問題について語ることは少ない。しかし疾病により作家個人や、作品の芸術性が毀損されることなどは微塵もないのである。多くの Big-C 症例から精神疾患が創造的活動と密接に関連しており、症状の変動や予後が芸術家としての人生を左右していることが分かる。しかし、日常臨床で Big-C をもった患者に出会う確率はきわめて低い。では我々も含めて多くの人にある little-c とはどのようなものであろうか。

5　一般人の創造性とは何か？

最近の知見からいえることとは、Big-C は領域特異的であるが、little-c は般化性が高いということである（Simonton, 2012）。つまり Big-C は芸術家や科学者などのきわめて狭く高度に発達した技能が基盤にあるが、little-c は一般人の日常生活や業務の範囲における創造的活動に関連している。後者（little-c）は注意、記憶、言語、学習などの指標、すなわち知能指数（Intelligence quotient : IQ）、だけでは計測できない能力である。具体的な例をあげると、職場で〝クリエイティブ〟な仕事をしている人を想像してみよう。彼（彼女）は一人だけで仕事をしているだろうか、多分そうではない。優秀かつ意欲的であり、多くの分野の人達と積極的に交流をもち、自分の意見を発信するとともに、相手の意見を十分に聞いているに違いない。このような働き方、もしくはライフスタイルが一般の人々のなかにある創造性であり、少数の偉人に存在するそれとはやや趣が異なっている。創造性は知能だけではなく、感情、社会性、自我という幅広い領域の機能を十分に活用することで初めて発揮されるのである。我々一般人にも存在する創造性を仕事やプライベートで活用することは、充実した人生を送るうえで必要なことである。

統合失調症のように慢性的な経過を取る疾患では、寛解状態まで回復しても創造性の大きな回復は望みにくいかも知れない。一方でうつ病では寛解状態に至れば、元来その人がもっていた

little-c の活動が戻ってくる可能性が高い。双極性障害の軽躁状態では、little-c の活動がやや強く出現することだろう。このようにみてくると、精神障害はその人の知能、言語、意欲、感情などを侵すが、その種類や程度は疾患によって異なり、病気により影響を受ける精神機能を総称すれば「創造性」という概念が最も適切である。すなわち結論としては、精神医学は人間存在の医学であり、精神疾患は創造性に影響を与え、病気からの回復は社会的行動の回復と相まって創造性の回復でもあるということだろう。

第2章　精神医学の歴史・でもその前に

1　医学の始まり

本章では精神医学の歴史的変遷について述べる。しかしその前に、そもそも医学・医療の歴史を振り返る必要がある。医学・医療の歴史については既に優れた著作があるので、ここではそれを引用しながら、簡潔に人類と病気との戦いの歴史を振り返ることにする。

まず初めに「医」という文字の成り立ちを考えてみると、これは箱に入った矢を示している。傷に対する外科的な処置か、もしくは「病魔」という表現があるように呪術的な意味合いを含有すると考えられる。「医」の古い字体は「醫」であるが、最近ではこの字はほとんど用いられていない。かなり古めかしい医院の看板に掲げられているくらいである。「醫」の脚の部分には「酉」が用いられているが、この部首は酒などを発酵させる壺から派生したと考えられている。古くから酒やその他の発酵食品が薬のひとつとして用いられていたことと関係するのだろう。「殳」は鉾（ほこ）を意味しており、病魔から身心を守ることを祈念していると推測される。さらに古い字体として「毉」がある。この字の脚の部分にあるのは「巫」であり、神様に仕える女性を意味する字である。すなわち病気を神や悪魔の仕業としたことから、これを祈祷などで治そうとしていたことに由来する。薬という文字は草煎（くさいり）から派生しており、古今東西で草根木皮を煎じて薬としていたことから来ている。このような職能者を薬師（くすし、くすりし）とよび、

WHO ロゴ

それが現在の医者（主に内科医）に変化していったと考えられる。

医学は純粋な自然科学の一分野であるが、その応用である医療は安心立命（自らの天命を知り、めったなことで心を動かさないこと）が目標である。不老不死は医学・医療の目標ではないし、そもそも原理的に不可能な目標である。科学としての医学の成り立ちは、人や病気も含めて自然を観察するということであり、紀元前6世紀頃にギリシャ人が初めて行ったとされている。どの文明においても伝説的に医神といわれる存在があがめられている。日本の古事記や日本書紀では、大国主神（おおくにぬしのかみ）と少彦名神（すくなひこなのかみ）がそれに該当する。中国では神農と黄帝、古代エジプトでは人身鳥首の怪物として描かれるトウト、古代ギリシャではアポロンとその子であるアスクレピオスがそうである。ギリシャの医神アスクレピオスは蛇のからまった杖を持っており、その杖は医学のシンボルとされている。世界保健機関（World Health Organization：WHO）のホームページ（https://www.who.int/）を見ると分かるが、ロゴマークには世界地図と蛇のからまる杖が描かれている。

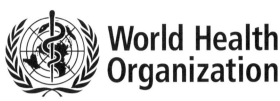

2　古代ギリシャ時代の医学

古代の医療は主に神殿を中心とした地域で営まれており、神殿の周囲に病者が集まり医療行為が行われたと考えられている。神殿には聖なる蛇がいるとされ、また蛇は脱皮しながら成長するので再生や知恵の象徴とみなされていた。最古の医学文献はバビロニアのハムラビ法典（紀元前20世紀頃）で、エジプトのパピルスには人体解剖が行なわれたことが書かれている（同17世紀頃）。インドでは紀元前から、外科手術が発達していた記録が残っている。すなわち医業は約四千年の歴史をもつことになるのである。その長い歴史のなかでギリシャ医学は、とりわけ精彩を放つ時代を画していたといえるだろう。そのギリシャの医師ヒポクラテス（推定ＢＣ４６０〜３７０）は、哲学者プラトンやソクラテスと同時代の人であるが、古今東西を通じて最も偉大な臨床家と信じられている。

ヒポクラテスはエーゲ海のコス島（当時の医学の中心地）に生まれ、そこで医術を学んだ後ギリシャ国内やエジプト北部まで行き、他の流儀も学ぶ「遊歴する医師」として生涯を送った。彼の功績としては、健康と病気を自然現象として科学的に観察し、病人は神の罰を受けた罪人ではない（罪人こそ一種の病気である）と明言し、健康になろうとする自然の力を助けるのが医師の任務である、と考えたことにある。ヒポクラテスとその学派は全体観的（ホリスティック）であり、常に患者全体をみているが、一方で古代ギリシャ人は解剖をしなかったので、こういう視点に集約することは避けられないことともいえる。

ヒポクラテス学派は臨床経過を詳細に観察し、その予後についての知見を集積したとされている。理論的には体液説（血液・粘液・黄胆汁・黒胆汁）が主体で、治療法はきわめて簡単で適度な食事と新鮮な空気、睡眠と休息、運動などを推奨した。薬は下剤と利尿剤程度で、理学療法としてマッサージや水浴などを行ったとされている。プラトンもそれにならったが、その弟子のアリストテレスは、意識などの心的機能の座を脳であるとしている。またヒポクラテスは、脳は熱くなった血液の冷却機関に過ぎないとした。アリストテレスは心臓が精神の座であり、脳は熱くなった血液の冷却機関に過ぎないとした。

有名な「ヒポクラテスの誓い」を一部抜粋すると、以下のような文言がある。

・私に医術を教えた者を敬い、財を分かち、必要があれば助ける
・書物や講義にて私の医術の知識を弟子らに分かち与える
・患者に利益のある方法をとり、有害な方法は用いない
・頼まれても死に導く薬は与えない
・患者を訪問する場合はただ患者を利益するためだけに行く
・医に関すること以外にも他人の生活について秘密を守る

・男女や身分の違いを考慮しない

これらは医学教育、患者の利益、インフォームド・コンセント、守秘義務、生命の平等などを包括的に述べたものであり、現代社会でも十分に通用する宣言である。しかし一方で、その一部を批判する派がいることも事実である。それは尊厳死や安楽死に関わる部分であり、ギリシャ時代と現代の医学・医療をめぐる大きな違いから来たものである。

そのヒポクラテス自身は著作を遺してはいないが、その考えはヒポクラテス全集として弟子たちが纏めている。彼は精神疾患には、てんかん、メランコリー、フレニテス、マニー、子宮性窒息などの種類があると考えていたようだ。てんかんについては、おそらく現在のてんかん（epilepsy）と同義と思われる。メランコリーは全般的に精神機能や活動性が低下する状態で、マニーはそれらが亢進する状態を意味していると推測される。フレニテスのフレニーは精神やこころを意味するため、それらに関する何らかの異常性を意味すると考えられる。当時は身体的治療が優先され、下剤、吐剤、水浴、瀉血などが行われていた。子宮性窒息とは、現在の転換性障害（古くはヒステリー）の一種を示す言葉と考えられる。このように少なくとも古代ギリシャ時代においても、臨床家は精神疾患の存在を十分に認識し治療の対象としていたのである。

西洋の歴史はアレクサンダー大王（ＢＣ３５６～３２３）の時代に引き継がれ、彼の東方遠征により古代ギリシャ医学と小アジア・ペルシャ・インドまでの地域の医学が融合された。アレクサンダー大王の建設した都市アレクサンドリアが繁栄し、ギリシャからも多数の学者が集まった（そこにはアルキメデスやユークリッドも含まれる）が、その一方でギリシャ本土はやや衰退したという。当時の医学者であるヘロヒロス（BC335～280）は解剖学の元祖とされ、十二指腸や前立腺の命名、運動性と知覚性神経、神経系の中心が脳であること、動脈と静脈の区別などについて知見を残した。またエラシストラトス（BC310～250）は生理学の元祖とされ、大脳と小脳の区別、脳のしわと知識の関係、心臓と血管などの研究を行ったとされている。

解剖学と生理学は医学の基礎研究で最も重要な領域であり、医学部に入ると必ず学修する分野である。解剖学は臓器や組織の形態とその連絡を明らかにする学問分野で、肉眼レベルから顕微鏡レベルまで幅広く人体を観察するものである。生理学は生体の機能を明らかにする学問で、各臓器や組織が何の働きをしているかを明らかにすることを目的としている。この両者があわさってこそ、生命の理解が進むというのが医学研究の基本的概念である。一方で「形態は機能に従う：form follows function」という言葉にあるように、人体の機能的な必要性にあわせてその形態が決定されているとも考えられる。もっともこれは米国の建築家ルイス・サリヴァン（1856～1924）が、従来の歴史的様式をもとにした建築を変革するために発した言葉であるが。

3　ローマ時代の医学

時代が下り政治文化の中心がローマへ移るに至り、医学の中心もローマへ移動した。しかし帝政ローマにおける医学の発展は乏しく、知識の多くはギリシャ医学からの受け売りであったとされている。帝政ローマはその版図を広げる目的で積極的な侵略戦争を展開したため、傷病兵や病気の奴隷を収容して手当てをする施設を多く必要とした。またそのような施設はペストなど伝染病の流行により、隔離施設としての機能も併せ持っていた。ローマ時代はギリシャ時代ほど医学研究の進展はなかったが、一方で給水設備や浴場・運動場などがつくられ、食料品の衛生管理なども行われていた。また医師の免許制度は、紀元後2世紀頃にローマで始まったとされる。

ローマ時代に編纂された新約聖書には、キリストがてんかんや精神障害の治療を行ったことが描かれている。マルコ伝第5章には以下のような文章がある。

イエスが舟からあがられるとすぐに、けがれた霊につかれた人が墓場から出てきて、イエスに出会った。この人は墓場をすみかとしており、もはやだれも、鎖でさえも彼をつなぎとめて置けなかった。彼はたびたび足かせや鎖でつながれたが、鎖を引きちぎり、足かせを砕くので、だれも彼を押えつけることができなかったからである。そして、夜昼たえまなく墓場や山で叫びつづけて、石で自分のからだを傷つけていた。（略）また彼に、「なんという名前か」と尋ねられると、「レギオンといいます。大ぜいなのですから」と答えた。さて、そこの山の中腹に、豚の大群が飼ってあった。霊はイエスに願っていった、「わたしどもを、豚にはいらせてください。その中へ送ってください」。イエスがお許しになったので、けがれた霊どもは出て行って、豚の中へはいり込んだ。すると、その群れは二千匹ばかりであったが、がけから海へなだれを打って駆け下り、海の中でおぼれ死んでしまった。（略）そして、イエスのところにきて、悪霊につかれた人が着物を着て、正気になってすわっており、それがレギオンを宿していた者であるのを見て、恐れた。

ここに描かれている「霊につかれた墓場に住んでいる人物」は、大層な力持ちであったため誰も押えつけることができず、夜昼たえまなく叫びつづけ、自分のからだを傷つけている。この表現から考えると、この人物は統合失調症の亜型である緊張病に罹患しており、自傷行為を伴っていると推測される。その病気の原因は霊であり、レギオンという名称をもっていた。イエスが何らかの手法によりその霊を豚の大群へ移動させると、その人物の緊張病状態は回復し、まったく正気に戻っていたということである。これは精神医学的にきわめて重要な症例報告であるといえよう。また時代は下るが、ラファエロ（１４８３〜１５２０）の描いた「キリストの変容」とい

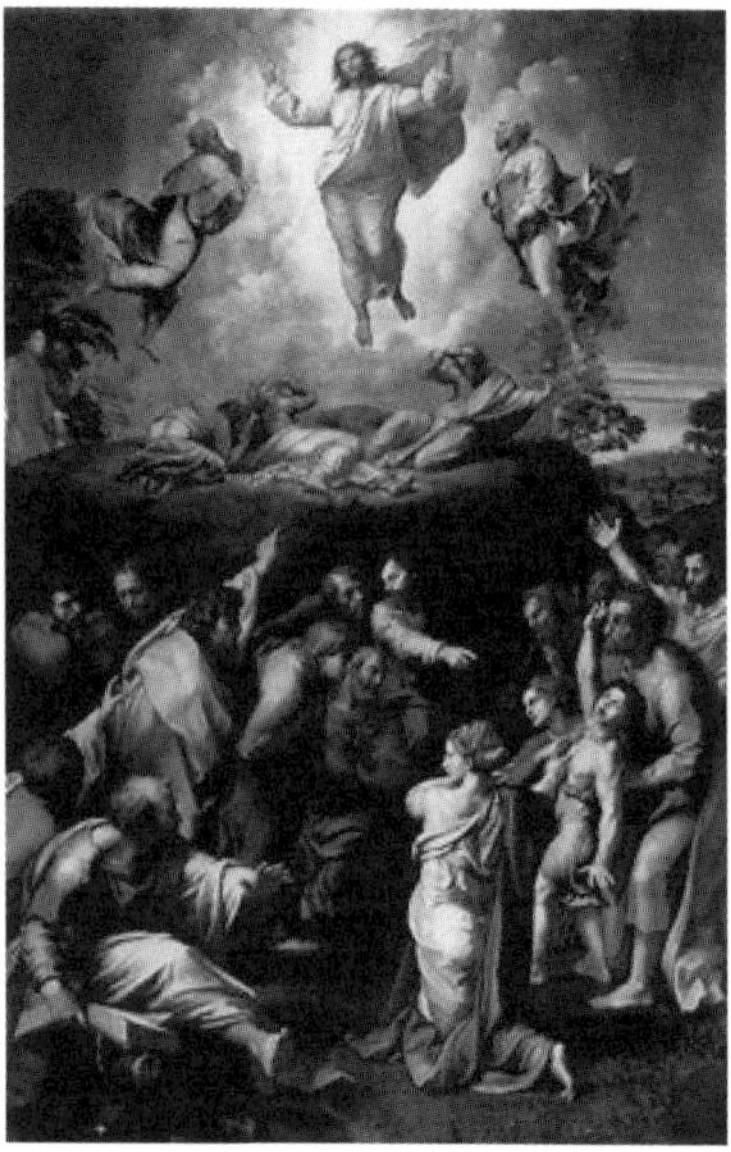

ラファエロ　キリストの変容

う絵画（バチカン美術館所蔵）には、上に昇天するキリストがおり右下にてんかん発作を起こしている少年、中央にはそれを指さす学者風の人物が描かれている。このように宗教の発展には、精神疾患を含めた病気との密接な関連性がある。

　ギリシャ・ローマ時代の有名な医学者として、ケルスス（ＢＣ２５～ＡＤ４５）は有熱性と無熱性フレニテスを鑑別している。これは当時の主要な疾患である感染症による高熱で、熱性せん妄になる症例が多かったのだろうと推測される。アレタイオス（１世紀頃）はメランコリーとマニーについて述べており、これは双極性障害の世界最初の記載といわれている。ソラノス（２世紀頃）は婦人科が専門であり、ヒステリーについて言及している。ガレヌス（ＡＤ１３０～２００）はローマ時代の最も有名な医学者である。彼はペルガモン生まれのギリシャ人で、郷里で医学を修めた後にアレクサンドリアへ移り、再び郷里で創傷外科の研究をした。その後ローマで名医の評判を得たが、保守派と対立して郷里へ戻っていた。しかし皇帝より招かれて再度ローマへ戻り、その後は研究と著作に励んだ。彼の功績として、ギリシャとアレクサンドリアの研究を網羅した医学体系をつくったこと、血管内の血液の流れと精気（生命の源）の発生に関する理論を提唱したこと、動物の脊髄を切断して症状をみるなど神経系の機能的解剖学を創始したことなどがある。ガレヌスも精神障害として、有熱性フレニテス、マニー、メランコリーなどを報告している。

ギリシャ・ローマなど古代の医学においては、健康と疾病の概念を区別し、疾病が超自然的な力により生じる現象ではなく、生体現象として誰にでも起こり得るということを明確にしたことが重要であった。臨床的には「体液」バランスの崩れと疾患を関係づけ、特にギリシャ医学は体液説と薬草学を主体として構築された。一部では解剖学的・生理学的知識も得られており、エジプト、メソポタミア、インダスなどの古代文明の知識がギリシャ医学に集積された。そのような医学体系では、身体的には戦争による外傷や頻発する感染症への対応が主体であったものの、精神障害に関して現在の統合失調症、双極性障害、転換性障害、症状性精神障害などに該当する疾患が記述されていることが注目される。

4　中世の医学

中世とは西ローマ帝国の滅亡（476）から、東ローマ帝国の滅亡（1453）までの間をさす。ヨーロッパではキリスト教の影響により、医学を含め学問の進歩は停滞した。医術は僧侶により僧院などで信者のみを対象に行なわれていたが、一方で僧院は後に病院や大学に発展するもとになった。医学はむしろイスラム圏でより発展をみせていたのである。中世の医療を語るうえで最も重要で、かつその後の西洋文明の変遷に影響を与えたのはペスト（黒死病）である。ペストはノミなどを媒介としてペスト菌が体内に侵入し、その最も近いリンパ節の腫大から始まり次第に全身の皮膚が内出血により黒く変色した状態になって死亡することから黒死病といわれた。当時は治療法はなく、致死率は60～90％だったとされている。ペストは1348年にはフランス、北アフリカ、南イタリアにまで広がっており、さらにドーバー海峡を渡ってイングランドにも感染が拡大していった。

ペストの被害により当時のヨーロッパでは、少なく見積もって人口の30％程度が死亡したといわれている。人口の急激な減少は、諸国の統治形態である封建制に激甚なる影響を与えた。すなわち封建制の基盤である農民（農奴）の人口が激減したことで、農業生産から上がる税金や貢納金もまた激減したのであった。農民は人手不足を逆手に取り劣悪だった待遇や賃金の改善を訴えたが退けられ、疫病と人口減少などから社会情勢はきわめて不安定化していったのであった。

そのような社会的環境で15世紀初頭から17世紀頃まで、中央ヨーロッパを中心として行われたのが魔女狩り（魔女裁判）であった。被害に遭ったもののなかに、一定数の精神障害者が含まれていたことは間違いないだろう。障害は異端であり、必要なのは治療ではなく処罰であるという、医療モデルと宗教モデルの対立が鮮明となっていた。当時は誰が魔女であるかを調べるための手引きとして、「魔女への鉄槌」というマニュアルが書かれたくらいである。そのような暗黒時代においても、オランダの医師ワイア（１５１５〜１５８８）は「魔女の大部分は罪のない人であり、治療のために医師に引き渡されるべきである」といったという。当時は狂気は脳の中にできた石によるものと思われており、その石を切除することにより狂気が治ると信じられていた。15世紀後半のオランダの画家による、患者を椅子に縛り付けて頭部を切開する場面が描かれた絵画がある。主にドイツとフランスでこのような石の切除手術が行われていたというが、その詳細は不明である。

さらに15世紀後半には、「愚者の船」という不思議な伝説も生まれた。これは何らかの倫理的規範に基づき、複数の社会階層の人物が空想上の主人公を中心として船に乗込み、象徴的な大航海を行い財宝もしくは運命や真実の表象を手に入れるというものである。船の乗員はいずれも社会から見捨てられたような人達であり、苦労を重ねた末に何らかの報酬が得られるという筋書きである。そうした船が北海沿岸のさまざまな港に現れ、またいつの間にか去っていくとう内容の創作が流行した（ミッシェル・フーコー著「狂気の歴史」に挿絵がある）。石の切除術にみられるのは迷信とはいうものの、精神障害の原因を脳機能の変化として捉える視点である。また愚者の船にみられるのは放逐と巡礼という概念であり、これは異端者を排除することで安寧を得るという社会規範を意味している。これらはいずれも、現在に通じる考え方であるといえよう。

5　アラビア医学

話は遡るが東ローマ帝国の医学者の一部は、トルコのエデッサからペルシャのジュンディ・シャプールへ移り大学と病院をつくった（489）。アラビアに生まれたムハンマド（570〜632）はイスラム帝国をつくったが、そこでは学問に関しては寛容で医学研究は発展したとされる。帝国は拡大しバクダッドを中心とした東部と、スペイン・モロッコを中心とする西部に分かれることになる。バクダッドはモンゴル帝国により破壊され滅亡（1258）するが、既にギリシャ・アレクサンドリア・ローマ・インド・中国の医学が融合したアラビア医学が誕生していた。アラビア医学は東方から伝来した薬物の使用（カンフル、ジャコウ、センナなど）や、中国から伝来した鍼灸や刺絡（皮膚を切って少量の血液を出す）の技術を応用していた。さらに錬金術の流行により、副産物としてさまざまな薬物が合成された。一方で人体解剖は禁止されており、動物実験も少なかったとされる。

当時はイベリア半島のセビリアやグラナダなど各地にアラビア系医学校が存在しており、それらは破壊を免れたためその知識が再び欧州へ伝わったのであった。

中世ヨーロッパでは医学の発展は乏しかったが、医学的知識の一部はこのようにアラビアへ伝承しそこで発展をみせた。レコンキスタとはイベリア半島の国土回復運動（718～1492）であり、イスラム勢力による半島支配と、その後のキリスト教勢力による失地回復をさす言葉である。アラビアの滅亡後に、その知識や技能がヨーロッパへ再び伝承した。戦禍・断絶・圧迫・忘却などの「破壊」と、発明・発見・発案・提唱などの「創造」と、著作・講義・教育・保存などの「継承」、この3つのサイクルが知識や文明を進化させるのである。

6　西洋医学の黎明

中世ヨーロッパでは僧院が大学として発展し、そこで医学教育が行われるようになっていた。当時のキリスト教圏における僧院医学の中心は、ローマ南方にあるモンテ・カシノ修道院であった。さらに9世紀にナポリ南方のサレルノに医学校が設立され、欧州の医学教育の中心となった。当時行われていた十字軍（1096～1272）の兵士がそこで治療を受けていたという。南フランスのモンペリエにも医学校が設立（1220）されたが、そこではアラビア系医学の影響があったらしい。欧州最古の大学は北イタリアのボローニャにできたもので（1158）、そこでは人体解剖も行われていた。次に古いのは南フランスのモンペリエ（1377）で、同様に人体解剖が行われていた。ボローニャ大学の分派は、パドヴァ大学を設立（1222）した。パリ大学は1200年頃に創設されたが、人体解剖は1551年まで行われなかった。イングランドでは、オックスフォード大学（1167）とケンブリッジ大学（1209）が創立された。中世の大学は教養（リベラル・アーツ）として7学科（文法・修辞・弁証術・算術・幾何・天文学・音楽）と、専門として3学科（神学・法学・医学）をもつのが普通だった。

東ローマ帝国の滅亡に続いて、グーテンベルグの活版印刷術発明（1455）、コロンブスの新大陸発見（1492）、レオナルド・ダ・ヴィンチ（1452～1519）の出現などがあり文化の発展が急速に進んだ。ダ・ヴィンチは解剖スケッチを残し、ヴェルサリウス（1514～1564）は人体解剖図譜を透視法（ダ・ヴィンチの発明）で描き、それは近代の解剖書に近い内容をもっていた。いずれも北イタリアを中心として解剖学のうえに立った医学の構築が行われたのである。デカルト（1596～1650）は、当時としては先端的な考えとして脳の一部（松果体）に精神が宿るとした。ウィリアム・ハーヴェイ（1578～1657）は英国出身で、北イタリアのパドヴァ大学（当時はガリレオが数学と天文学を教えていた）に留学して医学研究を行っていた。彼は帰英後にロンドンで開業し、他に医学校講師として研究を続け英国王室侍医として務めた。彼の功績は血液循環説を発表（1628）し、それまで信じられていたローマ時代のガレヌス説をくつがえしたことである。加えて「すべての動物は卵から生じる」とし、それまで信じられていた前形成説（卵中に後の体が小さい形で存在している）などを否定した。

オランダのレンズ職人ヤンセンにより顕微鏡が発明され（推定１５９０）、17世紀からは顕微鏡を用いた研究が多くなる。マルピギー（イタリア）は肺の組織を見て動静脈を結ぶ毛細血管を発見し、レウエンフーク（オランダ）は細菌と原虫を発見し赤血球を確認した。フック（イギリス）はコルク内の無数の小室を cell と命名し、ハム（オランダ）はヒトの精子を発見した。自然科学の領域でも多くの発見・発明（ガリレオ、ケプラー、ニュートン）が続き、医学研究にも影響を与えたと考えられる。その他にも新陳代謝、酸素交換、消化、糖尿病などの概念がつくられて今日に至っている。また「病気は臓器に宿る」という、それまでにはみられなかった疾病概念も構築された。この頃までに医学の中心はアルプスを越えて欧州北部へ移動し、ウィーンやパリなどが新たに医学研究の中心都市として脚光を集めた。

7　近世における医学

18世紀の医学では打診法や聴診法が開発され、ジェンナーが牛痘接種法を試みて成功（１７９８）したことも重要である。当時流行していた天然痘はウィルス疾患で致死率も高く、治っても全身に瘢痕を残すことから不治の病と恐れられていた。しかし一度かかった者は二度と罹患しないことや、牛痘（牛の天然痘）にかかった人も天然痘に罹患しないことが知られていた。その知見を初めて人体で実験して効果を確認したのがジェンナーであった。古代インドでは、人の天然痘の膿を使った人痘法が行われていたという。その後ヨーロッパではロマン主義の台頭により、いくつかの奇妙で神秘的な学説が流行した。それらには以下のようなものがあった。とりわけ動物磁気説（メスメリズム）と骨相学は、精神医学にも関連が深い。

動物磁気説：メスメル（オーストリア：1734～1815）が創始した学説で、すべての生物に内在する力（動物磁気）があり、それを移行させることで病気を治すというもの。後年になり暗示療法や催眠療法へ発展する。

ホメオパチー：ハーネマン（ドイツ：1755～1843）が創始した方法で、「ある種の水」を含ませた砂糖玉を摂取することであらゆる病気が治るというもの。世界的には現在も支持者がいるが、わが国では日本学術会議がその臨床的意義を否定している。

骨相学：ガル（ドイツ：1758～1828）が創始した学説で、外側から見た頭部の形状によりその人物の性格や能力が判定できるというもの。一般大衆には好評であったが、科学的裏付けはほとんどなかった。後年になり言語中枢（ブロカ野）の発見などに影響を与えたともいわれる。脳の各領域に担うべき精神機能があり、その優劣が頭蓋骨の形態に影響を与えているという説である。頭部の外形を計測することでそれが判断できるとした。

病院医学は18世紀半ばから19世紀初めに、フランス・パリで最初に発展した。そこにはフランス革命（１７８９）と、二月革命（１８４８）にかけての時代的背景がある。革命による負傷者や伝染病の発生などに対応するため、フランス各地に医学校が開設された。なかでもより実践的で臨床教育を充実させ、内科・外科の両方を習得する方法がとられた。現在の患者を診る医者の技法の多くは、この時代に生まれたものである。それ以前は位の高い者に対しては、直接身体に触れる診察はなかった。位の低い者に対してのみ、身体的な診察が行われていた。その後生前の診察所見と死後の解剖により、病気が各臓器に現れていることが明らかになった。これはヒポクラテス以来の体液説に代わるものであるが、治療方法の発展は乏しかった。ここにおいて疾病は宗教的モデルから、完全に医学的モデルへ変換されたのであった。したがって近世の医学とは医学研究の基礎が確立された時期であり、多くの重要な発見が行われた時代である。現在の医学で事実・常識とされている知識の多くは、この時代に発見されたものである。

8　近代医学の発展

近代医学は19世紀初頭まではフランス（病院医学）が中心であったが、後半になりドイツ（研究室医学）が優勢になってくる。その頃に日本が明治時代を迎えたため、日本の医学はドイツをモデルとして出発することになったのである。臨床的には麻酔法の発達により、エーテル吸入による歯科手術（米ボストン：1846）やクロロフォルム吸入麻酔による分娩（英エジンバラ：1847）が初めて行われた。殺菌法の発達も進み、リスター（英国）が石炭酸（フェノール）による殺菌法を開発した（1867）。当時の女性は出産後の感染症である産褥熱により、命を落とす危険が高かった。産褥熱は医療スタッフの不十分な手指消毒が原因であるという報告には、医師も含めて専門家からの批判が強く起きた。しかしこれはその後事実であることが分かり、病気の原因として微生物の存在が疑われるようになった。

人口の多くが罹患する感染症の原因が微生物にあることが予想され、細菌学が急速に発展することになる。パスツール（フランス：1822～1895）はもともと化学を学んでいたが、アルコール発酵などの研究の後に動物のワクチン開発や狂犬病予防で医学に貢献した。コッホ（ドイツ：1843～1910）は地方で医者をしながら顕微鏡で研究を続け、ついに破傷風菌を発見する。その後は研究所へ移り結核菌やコレラ菌などを発見し、その名声は世界的なものとなった。ノーベル医学・生理学賞（１９０５）を受賞している。続いて淋菌、チフス菌、肺炎菌、マラリア原虫、ジフテリア菌、髄膜炎菌、ペスト菌などが相次いで発見された。当時の死因の多くはこのような感染症であり、その原因菌の発見と治療方法の開発が精力的にすすめられたのである。培養した細菌から毒素を抽出し、これを動物へ注射して血清中に抗毒素を生じさせそれを人体に投与して免疫を得る治療法が開発された（ベーリングと北里柴三郎）。

梅毒はヨーロッパでは15世紀末に初めて流行し、中国・インドにも同じころ伝播したとされる。日本では１５１２年に関西で患者がみつかり、翌年には関東でもみつかったとされている。病原体としてスピロヘータ・パリドゥムが発見され、血清診断法（ワッセルマン反応）が開発され、さらに治療薬サルバルサンが発見された。サルバルサンの発見者エールリッヒは、ノーベル医学・生理学賞を受賞（１９０８）している。ここでは日本人研究者の秦佐八郎も貢献している。野口英世の業績に対してはさまざまな評価があるが、神経梅毒の研究は歴史的にも検証されている。近代における医学の発展は目覚ましく、顕微鏡の発見を契機として細菌学の研究が発展した。その結果として伝染病の予防法が確立され、多くの人の生命が救われることになった。初期のノーベル医学・生理学賞の多くはそのような功績に対して送られている。

さらに20世紀の医学的発見として重要なものは、X線（レントゲン：物理学賞１９０１年）、ラジウム（キュリー夫妻：物理学賞１９０３年）、条件反射（パブロフ：医学・生理学賞１９０４年）、ニューロン（カハール：医学・生理学賞1906年）、インシュリン（バンティング：医学・生理学賞1923年）、ペニシリン（フレミング：医学・生理学賞1945年）などであろう。精神医学の領域では、脳波（ベルガー）の発見や精神分析学の創設（フロイト）などが有名である。

第3章　精神医学の歴史・ここから始まる

1　近代精神医学の黎明

精神医学の歴史は古代ギリシャ時代にまで遡ることができるが、その後患者の治療や処遇に関しては中世の時代も含めて進歩はみられなかった。しかしやっと18世紀のフランスにおいて、近代精神医学の黎明がみえ始めたのである。それはフランス革命前後に行われたパリの救済院への立入調査（1785）に始まり、パリ郊外におけるピネルの貢献「鎖からの解放」（1794）、さらにエスキロールの全国精神医療実態調査（1818）と続いた。これらは市民革命の精神に則り、それまで迫害されてきた精神障害者に一定の光をあてようとする試みと解釈できるだろう。当時の精神障害者らが収容されていた施設の様子は、スペインの宮廷画家であるゴヤが描いた「アサイラム（1812）」に見て取ることができる。ピネルは道徳療法という方法を開始し、精神障害者に現在でいうところの作業療法を行ったとされている。しかし精神障害の病態理解は進まず、むしろ当時は神経病学が大いに発展した。フランスのシャルコー（Jean-Martin Charcot：1825~1893）は神経病学の大家として名声を成し、晩年には心理学の領域でもある催眠とヒステリー（転換性障害）の研究に没頭した。その結果として、19世紀末には神経病学と精神医学は分離して今日に至っている。パリでのシャルコーの講義（1885年頃）は、フロイトも聴講して感銘を受けている。フロイトは後にウィーンに戻り、催眠研究を経て精神分析学を創始すること

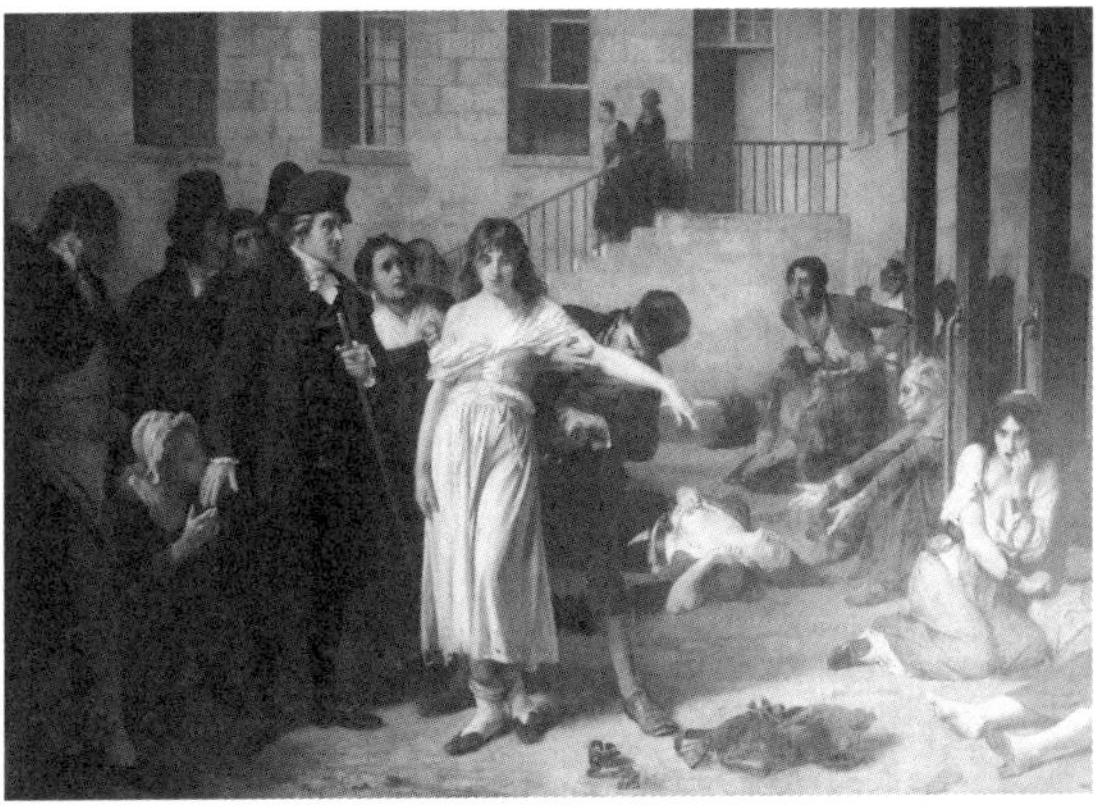

ピネル　鎖からの開放

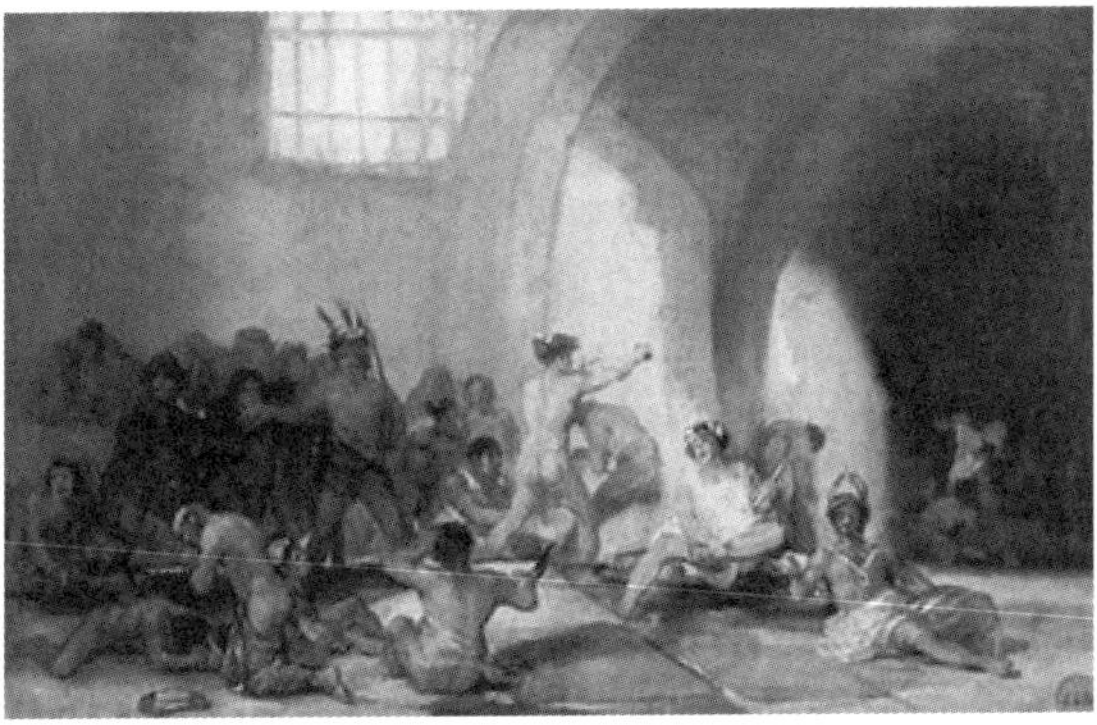

ゴヤ　アサイラム

になる。

18世紀後半から19世紀前半にかけて、英国ではフランスに先駆けて世界で最初に産業革命が起こった。これにより工業生産力が劇的に増進し、各国で都市化が進展することになる。ドイツでは英仏にやや遅れて工業化が進んだが、これにより経済発展と都市化が起きた。都市部には非都市部から多くの労働者が流入し、生活環境の悪化や貧困が蔓延していたと考えられる。当時は総人口の増加率（1898年／1852年）が約10％で、それに伴い精神障害者、精神科病院、精神科医もそれぞれ大幅に増加した。各地で巨大な精神科病院が建設され、同時に19世紀末から20世紀にかけて各大学に精神医学講座が開設されたのである。これが近代ドイツ精神医学の黎明であり、今日に続く疾患概念の体系化が行われた。しかしドイツ精神医学は、フランスで起こった道徳療法や患者開放の流れにやや水を差す結果となったという指摘がある。巨大な精神科病院には雑多な障害者が収容されており、なかには浮浪児、ホームレス、軽犯罪者なども含まれていた。そのようなるつぼの中から、純粋に臨床症状と経過のみで精神疾患の種類を鑑別していったことがドイツ精神医学の輝かしい成果であった。

当時はまず1860年にモレルが「早発性痴呆」を発表し、次いでヘッカーが1871年に「破瓜病」、カールバウムは1874年に「緊張病」という疾患概念を発表した。クレペリンは1893年に、破瓜病と緊張病に妄想性痴呆を加えて早発性痴呆という疾患単位を提唱した。これは当時知られていた壮年期に発症する認知症であるアルツハイマー病と対照的に、比較的若年で多くは青年期に発症し意欲や思考の慢性的な障害に至る患者群をさしていた。さらにブロイラーは1908年に「Schizophrenie」という名称を提案して、ドイツ語・英語圏では疾患の名称として現在まで用いられている。クレペリンは早発性痴呆と対照的に、精神機能の荒廃に至らない疾患として「躁うつ病」をあげ、この両者を主要な内因性精神障害と考えた。

2　ルードウィッヒⅡ世

このように現在の統合失調症や双極性障害の臨床症状を明確に記載したのは、ドイツのクレペリンであるが、彼の恩師であるミュンヘン大学精神科教授のグッデン医師の運命も興味深いものがある。その当時南ドイツにあったバイエルン王国はミュンヘンを首都として、ルードウィッヒⅡ世（1845〜1886）の統治下にあった。ルードウィッヒⅡ世は前王の死去後に19歳で国王となったが、精神的に不安定であり24歳頃から国の政治・経済を省みずに豪華な城を建設し始めた。同時に作曲家ワーグナーに心酔し、パトロンとして経済的援助を行うだけでなく、バイロイト祝祭劇場を建設している。ルードウィッヒⅡ世には、オットー（1848〜1913）という弟がいたが、彼は若くして精神障害を発症していた。国の財政状況を顧みない浪費に業を煮やした議会は、グッデン教授らに国王の精神鑑定を依頼した。実際にどのような診察が行われたのか診断も不明であるが、王は禁治産宣告を受けて幽閉されることになった。そして41歳の時に幽閉先から主治医であるグッデン教授とともに、近隣にある湖畔へ散歩に出たが戻らず、結局は夜半に2名の溺死体が発見されたのであった。この顛末については、ヴィスコンティの映画「ルード

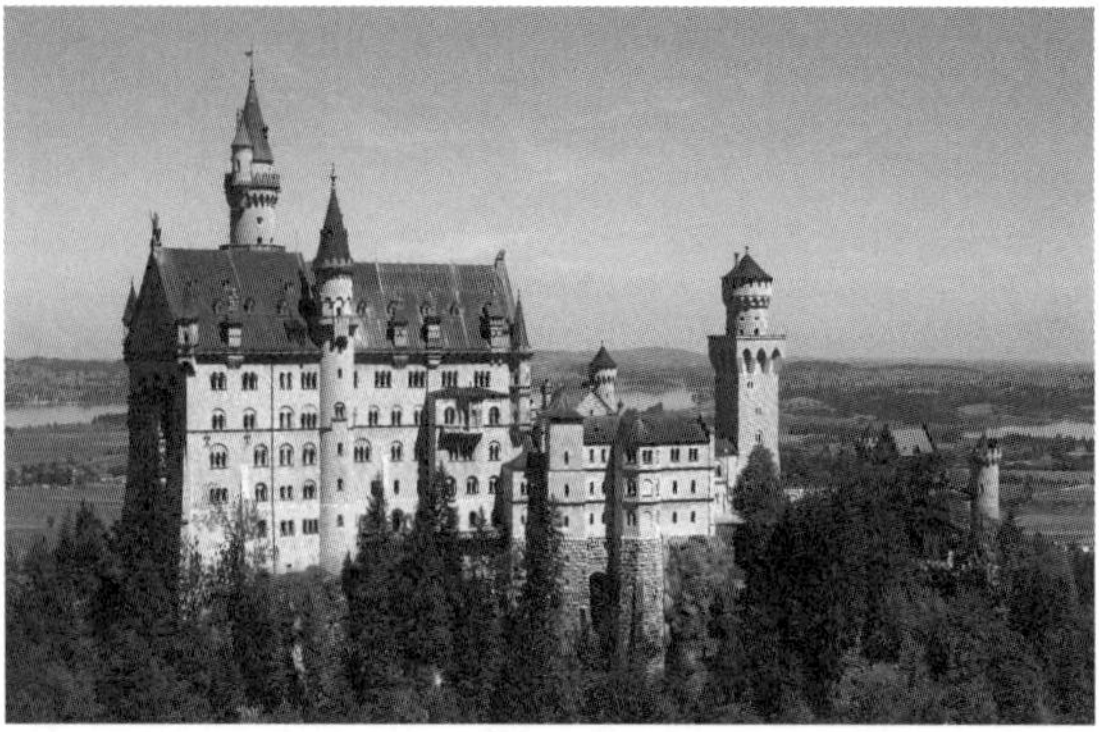

ノインシュバンシュタイン城

ウィッヒ」に詳細が描かれている。国王の建築した最も有名な城はノインシュバンシュタイン（新白鳥）城で、１８６９年から建築が開始されている。またリンダーホーフ城内にある青の洞窟には、奥にワーグナーの歌劇「タンホイザー」の場面が描かれており、王は夜になると洞窟内に張った水にボートを浮かべて乗っていたという。国王の常軌を逸した行動は傾国の誹りを免れないが、城が観光名所として多大な経済的利益をもたらす結果となったことは歴史の皮肉といえるだろう。

3　向精神薬開発前夜

当時は狂気は脳への血液の循環が少ないために起こるとされ、回転いすにより脳への血流を増やそうする治療法が行われた。また浴槽に張った水に長時間体を浸す水治療や、マラリアを人工的に感染させる発熱療法などが開発された。

ショック療法の起源としては、それまで幻覚や妄想を呈していた患者が、身体的な疾患に罹患して回復すると、精神症状の程度が軽くなることからヒントを得たものである。広く行われたショック療法として、インシュリンショック療法がある。これは短時間作用型のインシュリンを注射して低血糖を生じさせ、一定時間が経過した後にブドウ糖液を注射して正常血糖値に戻す治療法である。インシュリンショック療法は、比較的最近、といっても30年程前まで、日本でも病院で実際に行われていた。頭部に通電する電気ショック療法は、全身性けいれんを起こすことで精神症状の回復を図る治療法である。電気ショック療法は患者の身体的負担が大きいため、現在では手術室で麻酔下に行う修正型になっている。

精神外科としてロボトミーが行われた時代があった。発明者のモニッツ（Egas Moniz：1874～1955）はポルトガルの神経科医で、後年になり政治家・外交官としても活躍した人物である。脳動脈瘤や脳腫瘍の検査として必須である、脳血管撮影は彼が最初に開発したものである。モニッツはある学会でサルの前頭葉切除の報告を聞き、その手術によりサルの性格が温和になったという結果にヒントを得てこの方法を開発した。その手法は両側の前頭部に穴をあけ、そこから特殊な器具を挿入して前頭葉とその下にある白質の線維連絡を切断するものである。彼は「ある種の精神病における白質切除術の治療的意義の発見」によりノーベル医学賞を受けている（１９４９）。精神外科はその後に米国の医師フリーマンとワッツが簡便法を開発し、米国では標準的治療法として広く行われた経緯がある。しかし手術の深刻な後遺症が明らかになり、向精神薬の開発も進んだため現在では行われなくなった。日本でも多くの精神科病院で行われたが、日本精神神経学会は1975（昭和50）年に精神外科を廃止する決議をしているため、その後は同治療は行われていない。精神病の治療は1950年代にクロルプロマジンが開発されたことで、薬物療法により置き換わっている。実際に最初に有効性が確かめられた薬物はリチウムであったが、その後には抗うつ薬を含めて多種多様な向精神薬が開発されて今日に至っている。

1960年代には反精神医学の運動が盛んになった。反精神医学とは精神病の概念は社会によってつくられた偽像であり、臨床診断は単なるレッテル貼りに過ぎず、患者を長期にわたって施設に収容することは間違いであるという考え方である。当時の社会的な背景として、米国ではベトナム戦争が泥沼化し、多くのカウンターカルチャーが生まれるなど、反体制的な思想や行動が優勢となった時代であった。しかし、向精神薬の開発が進み患者が施設から社会に出られるようになり、精神病の脳科学的な基盤に関する知見が発表されるなどして、反精神医学の活動は下火になっていった。1970年代に入ると精神科診断の信頼性に関する議論が活発になった。例えば英国と米国では、同じ患者を専門医が診断しても結果が異なるということが分かった。そのような診断面の不一致を解決するため、伝統的な臨床診断から操作的な診断基準を用いた手法を積極的に採用する動きが進んだ。1980年には米国精神医学会が精神疾患の診断・統計マニュアル（Diagnostic and Statistical Manual of Mental Disorders, Third Edition）を発表し、世界的にも診断の信頼性が高まったことは既に述べたところである。

第4章　日本の医学・医療の歴史

1　古代から平安時代

ここでは日本の医学・医療の歴史について述べる。古代から平安時代までの間では、朝鮮から医師が来て天皇の病気を治したことが記されている（414）。高麗から医師が来て（459）、大阪の難波に住み子孫も代々医者をしたという記述もある。呉の人が多数の薬方書を日本へ持ち込んだ（562）こともあり、小野妹子の遣隋使（608）に同行した2名が医学留学して15年に後に帰国している。そのなかで重要なできごとは大宝律令（701）という日本最初の法律のなかに、医疾令という医療に関する法が含まれていることである。そこには「医博士は呪禁（まじない）、医薬とならび鍼、あんまに通じるべき」と決められている。医薬は当然として、あんまなどは現在のリハビリテーションや理学療法に通じるものがある。唐から鑑真が来日（754）したが、彼は医術に詳しく医学教育も行っていたという。日本最古の医書である医心方30巻が完成（982）したが、これは中国医書の総集編ともいえる内容であった。

2　鎌倉から戦国時代

鎌倉時代にはそれまでの宮廷医学から、僧侶の手に医学・医術が移行し仏教の影響下で貧民救済や救護施設がつくられた。鎌倉の極楽寺や奈良の北山十八間戸が、当時の医療施設として現存している。室町から戦国時代には明との交易により、中国医学が大量に輸入され漢方医学の基盤をつくった。戦乱が続いたため創傷医学が進歩し、産婦人科、眼科、歯科などの専門が分化したとされる。近世の日本医学で重要な点は、ポルトガル商船の種子島入港と鉄砲伝来（1543）に伴い、南蛮人（スペイン人とポルトガル人）によりキリスト教と医学が渡来したことであった。宗教はザビエル（1549）が、医学はアルメイダ（1557）がそれぞれ伝えた。西洋文明の賢明な点として、観念的で生活上直ちに役立つとはいえない宗教と、現実的で病んでいる人々をその場で救済する医療というものを、同時に他国に輸出する点である。宗教と医療が両輪となることで、人々のなかに西洋の価値観が深く浸透していくことを見越した現実的な方法である。アルメイダは大分県で日本初めての洋式病院（外科主体）を設立したが、豊臣秀吉のキリシタン禁止令（1587）によりこれらは消滅した。江戸時代にも鎖国にあったが南蛮外科はかろうじて一部が残った。

3　近世－江戸時代

オランダとの長崎出島における交易が開始され、鎖国が終了するまでにオランダ人の医者が1

００人程度来日している。オランダ人医師は幕府要員の診察にあたったりすることもあり、彼らに医学教育を受けた日本人も多く、オランダ船に密航して欧州へ渡り医学を習得して帰国した日本人もいたという。一方で儒学者が医師を兼ねる（儒医）ことが多く、彼らは古い中国の医学書を用いていた。日本の人体解剖は１７３２年に、京都の眼科医が２名の死刑囚の遺体を解剖したことに始まる。次いで山脇東洋（１７０５〜１７６２）が、１７５４年に京都で刑死体の解剖を行った。このような革新派はそれまで信じられていた五臓六腑説との違いを主張したが、守旧派は死体を検査しても生きた人間の治療には無用であるといって取り合おうとはしなかった。１７７１年に杉田玄白と前野良沢が江戸で解剖に立ち会い、意気投合し、オランダの解剖書を翻訳した「解体新書」を１７７４年に出版した。これを境にオランダ語を介して西洋医学の知識（蘭学）が急速に広まるのである。

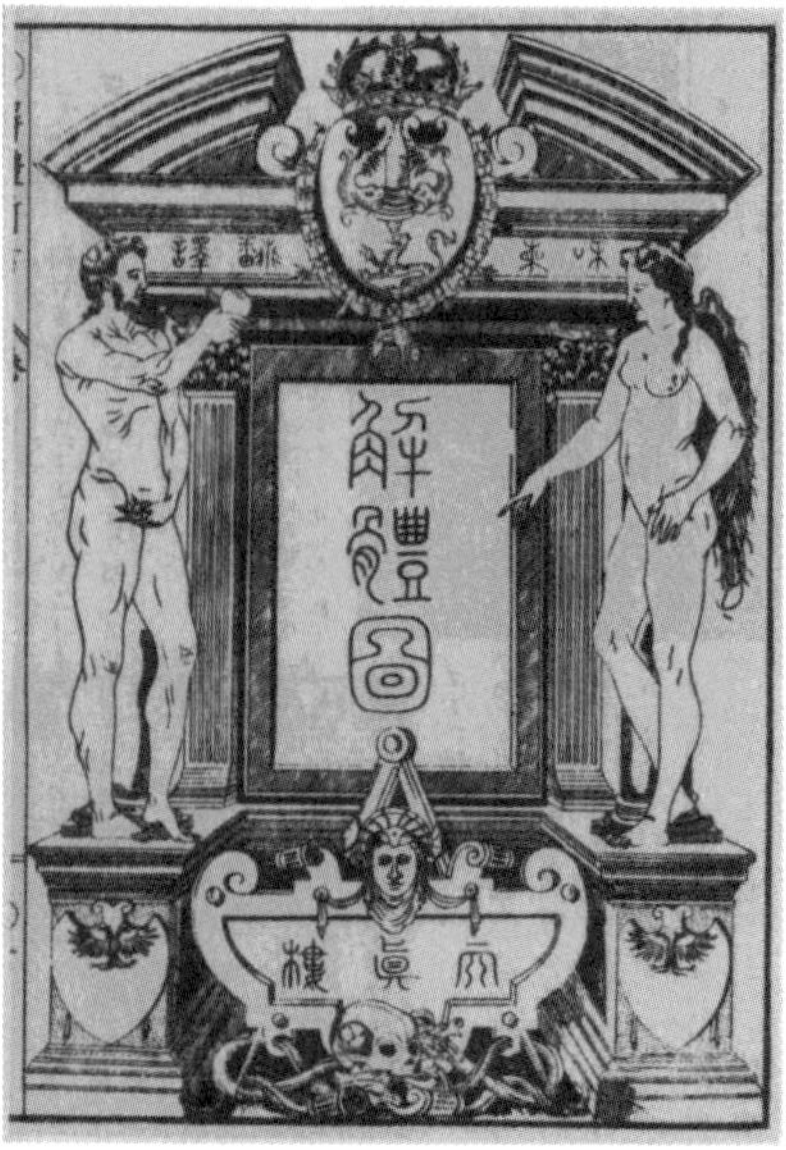

解体新書

　江戸幕府の正式な医学は漢方であり、江戸には医学館という学問所が開設されていた。漢方は慢性内科疾患には有効だが、外科疾患や伝染病などには効果が乏しいことは明らかであった。また天然痘の流行がしばしば起こり、蘭方の種痘（人痘法や牛痘法）の有効性が認められるようになった。江戸に神田お玉ヶ池種痘所が開設（1858）され、西洋医学の拠点となっていた。さらに13代将軍家定の病気治療を蘭方医らが漢方医に代わって担当した（1858）ことも当時としては画期的なできごとであった。

緒方洪庵が大阪に適塾（大阪大学医学部の元）を、佐藤泰然が江戸に和田塾（順天堂大学医学部の元）をそれぞれ開設するなど、医学を学ぶ環境が整い始めた。また神田の種痘所は西洋医学所と改称（1861）され、教授、解剖、種痘の3科となっていた。その頃にオランダ医官のポンペが来日（1857）して医学を教え始め（長崎大学の元）、養生所（病院）を設立して日本で初めて西洋式の基礎・臨床医学教育を行った。

4　明治から昭和へ

明治になり維新政府は医学館（漢方）を閉鎖し、（西洋）医学所のみを採用することに決定した。戊辰戦争では英国人医師ウイリスが多くの傷病兵を救い、明治政府に教授として抜擢された。しかし政治的・学術的な対立から、西郷隆盛らと鹿児島に移り、鹿児島大学医学部の前身を築いたが西南戦争で英国に帰国した。ウイリスはその後もタイのバンコクで医療の近代化に貢献し、母国で57歳の生涯を閉じたのである。一方で明治政府はドイツ医学を範とすることに決定し、ドイツ政府に医官の派遣を要請し全国に公立や私立の医学校がつくられた。

明治から大正、昭和にかけて日本の医療水準は目覚ましく向上したが、第二次世界大戦により灰塵に帰し、敗戦後は医療政策も占領軍の指示に従うことになった。日本が範としたドイツ医学も同様に敗戦により壊滅状態となり、医学の中心はヨーロッパから米国へ移り始めた。実際には米国の医学研究・教育の水準はヨーロッパよりも遅れていたが、メリーランド州にあるジョンズ・ホプキンス大学を中心として米国の医学を世界最高にするという政策が実行されたのであった。

第5章　日本における精神医療の歴史

1　古代から近世

さてわが国における精神障害の歴史についてみてみると、古事記や日本書紀には「タブレ」という言葉で表現されている。これはその人が通常では考えられないような、きわめて特異な言動を示す場合に多く用いられる単語である。わが国最初の法律である大宝律令のなかの医疾令では、「癲者、発時仆地吐涎沫無所覚也」、「狂者、或妄触欲走、或自高賢称聖神者也」という文章がある。前の文章は、癲者は発作時に地に仆（たお）れ、涎（ぜん、よだれのこと）沫（まつ、しぶきのこと）を吐き、覚える所が無い（意識や記憶がない）と読むことができる。これはおそらく、てんかんの大発作を示していると考えられる。次の文章は、狂者は或る時は妄に触れて（つまり分別に欠けた状態になって）走り出そうとし、或る時は自らを高賢（地位が高く賢い）と称し、神聖な者であるというと読むことができる。これはおそらく、統合失調症の幻覚妄想に支配された衝動的な行為や、躁病における誇大妄想を示すと考えられる。このことからも日本人は8世紀初頭において、既にてんかんや各種の重篤な精神障害の存在を認識していたと推測されるのである。

平安時代には、「モノグルイ」とか「モノツキ」という言葉が用いられていた。すなわち超自然的存在が、当人に乗り移ったために精神障害が生じたという考え方である。超自然的存在とは霊魂であったり、キツネなどの動物などであることもある。このような憑依現象は日本だけではなく、世界各国で古くから認められている。日本では重篤な精神障害であっても、それを患者自身の素因ではなく憑依として解釈することで、患者の責任を回避する意味合いがあったと考えられる。

その後に近世（江戸時代）になって、精神障害には現在の日本語に近い用語が使われるようになった。江戸時代には、乱心、乱気、狐憑という概念があり、これらの状態に陥った者は親類預けとされていた。酒狂、今のアルコール依存症、は一般に厳しい処置を受けることが多かったらしい。また15歳以下の者が罪を犯した場合は、大人より一等軽い処遇を受けていた。精神障害者の問題行為に対しては入牢、入檻（家庭内監置）、溜預などの措置が取られ、責任は家族、名主、五人組などにあった。

2　明治時代以降

明治の近代化に伴い、ドイツで行われたのと同様に精神障害者は収容主義のもとで、癲狂院、脳病院とよばれる施設に引き取られるようになった。当時の様子は北杜夫の小説「楡家の人々」に詳細に記述されているので、参考にするとよい。東京府癲狂院（府立巣鴨病院）では、１８８７年頃から患者の戸外散歩を許可し、遊技施設などを設け１９０１年頃には拘束用具を廃止したといわれている。明治初期の鹿児島医学校附属病院における記録によると、１８７０（明治3）年8月8日治療目録で外来患者3，０５０人のうち精神疾患は合計98人であった。その診断名はてんかん（40名）、認知症（28名）、うつ病（12名）、ヒステリー（8名）、躁病（5名）、不眠症（3名）、夢遊病（1名）、喜悦（congenital drowsiness, 1名）であった。この鹿児島医学校は英国人医師のウイリスが開学に貢献し、西洋それも英国医学を基盤にしていたのであった。

明治の初期に世間を驚かせた事件があった。これがいわゆる相馬事件である。本事件は福島県の中村藩における、旧藩主一家のお家騒動がその主体である。しかし時代を超えて、さまざまな意味で現代の精神医療にも重要な示唆を与える事件である。そもそもの始まりは、明治9年に当主の相馬誠胤（ともたね）が精神変調、おそらくは統合失調症、を発病したことであった。同12年に患者は父の命により幽閉されたが、このことで騒動が勃発した。家令である志賀直道（作家の志賀直哉の祖父にあたる）と藩士である錦織剛清とが、誠胤の処遇を巡って対立したのである。同17年には錦織らが志賀らを告訴して精神鑑定が行われ、「精神疾患であるが幽閉は不適当」との判断が下った。そのため家族は患者を東京の癲狂院へ入院させた。同18年裁判所の命令で再度精神鑑定が行われ、「精神疾患であるが回復に向っている」とされた。同20年錦織らは病院職員を買収して患者を連れ出し、逃亡を図ったが静岡で捕まり患者は再入院となった。錦織らはマスコミに訴えたため、多くの報道がなされた。報道のほとんどは錦織らの立場を支持するものであったという。同25年に相馬誠胤は糖尿病で死亡したが、今度は錦織は志賀らを毒殺容疑で告発した。同26年遺体を発掘して病理解剖したが、毒殺の証拠なしとして逆に錦織が逮捕され有罪となったのであった。

この事件を契機として制定された精神病者監護法（１９００）では、後見人、配偶者、四等親内の親族に患者の監護義務があった。その後も精神障害者の処遇に関しては、賛否両論がかけ離れることが多く、その方向性が決められない事態が長く続いていた。結局は悲劇的な事件が起きることで、一時的に片方の意見が優勢となり決着をみるという、あまり論理的とはいえない経過をたどることが多いのが事実である。近年の精神保健福祉法では後見人、配偶者、親族などが保護義務者として責任があったが、現在は改正により保護義務者の定義はなくなっている。余談であるが愛知県医学校（現名古屋大学医学部）の学校長兼病院長を務め、後に台湾総督府長官や満鉄初代総裁を務めた後藤新平は、内務官僚でありながら本事件で錦織側に肩入れしたためその職を辞することになっている。

長崎大学医学部精神科初代教授である石田昇の経歴は、わが国における精神医学の歴史にとりわけ深い感慨を与えるものである。石田は帝大を卒業後30歳で「新撰精神医学」という教科書を出版し、“Schizophrenie”を「分裂病」と初めて訳したことで知られている。大学病院に開放的処遇を取り入れるなど、当時としては最先端の治療にも挑戦している。彼は大正６（１９１７）年

12月に米国留学へ出発し、翌7年1月からジョンズ・ホプキンス大学で研究を開始した。ところが同年秋頃から精神変調を来し、同年12月に被害妄想により同僚の米国人医師を射殺するという悲劇的な事件を起こしてしまう。裁判では精神障害の主張は受け入れられず、有罪で終身刑となり投獄されてしまう。大正14年には病状悪化により釈放され帰国し、東京府立松沢病院へ入院することになる。そして昭和15年結核にて死去（64歳）したのであった（中根允文の論文より）。当時の石田を担当した精神科医の手記によれば、とびぬけて聡明であった魂が、精神科病棟の片隅でただ朽ちていくのを見ることは、なんとも忍びないものであったという。ちなみに石田の後任教授は、歌人としても有名な斎藤茂吉である。

3　現代の精神医療へ

精神障害者を対象とする法律はその後に、精神病院法（1919年：大正8年）となったが患者の受けていた処遇に大きな改善はなかった。終戦後には精神衛生法（1950年：昭和25年）が制定され、ライシャワー事件（1964年：昭和39年）を経て同法は改正（1965年：昭和40年）された。さらに宇都宮病院事件（1984年：昭和59年）が起きたことから、精神保健法（1987年：昭和62年）が制定され、さらに精神保健福祉法（1995年：平成7年）となって現在に至っている。大阪の小学校児童殺傷事件（２００１年：平成13年）を契機に心神喪失者等医療観察法（２００３年：平成15年）が、自殺死亡率の急激な増加に対応して自殺対策基本法（２００６年：平成18年）がそれぞれ制定された。このように精神障害者を巡る法律は、常に世間の耳目を集めるような悲劇的事件を契機にして制定または改正されて来たのが日本の精神医療の特徴である。

しかし、注目すべきは厚生労働省が２０１１年に、それまでの４大疾病（がん、脳卒中、急性心筋梗塞、糖尿病）に精神疾患を加えた５大疾病に対し、広範かつ継続的な医療を提供すると決めたことである。ここで初めて精神疾患が、あくまで政策上の方針のなかだけであるが、他の身体疾患と同等の地位を得たといえる。その背景にはバブル経済崩壊後の日本において、１９９８（平成10）年以降高止まりしていた壮年者の自死、高齢化による認知症患者、発達障害および特別な教育的ニーズを要する生徒の増加などの問題が集積していたことがある。一方で産業構造の変化を受けて、都市部ではサービス業や情報産業への労働者の集中から、若年層においてメンタルヘルスに問題を抱える者が急増している。加えて日本企業特有の長時間労働や、職場でのパワハラ・セクハラなどが、ごく普通の労働者にさえも精神医学的な問題を生じさせている。このような現状は、明治以降に建設され続けた精神科病院が対応できる範疇ではなく、市中にある精神科診療所（クリニック）の需要を喚起したのであった。統計的にみると一般診療所のなかで精神科

（神経科）を標ぼうする数は、２００２（平成14）年の2，２７９件から２０１７（平成29）年には6，８６4件に増え、診療所全体の６・８％を占めるまでになっている。

さらに２０１５（平成27）年には日本を代表する有名企業で、女性社員が過労のため精神障害を発症して自殺するという事件が起きた。これを契機として政府主導により、いわゆる働き方改革が提唱され、そのための法律も整備されつつある。このような職域での過重労働に伴う精神障害の発症は、企業における健康管理や勤務時間の把握によってある程度は予防可能なものである。そのために近年では、産業医による面談やストレスチェックなどが広がりつつある。このように21世紀の今日では、精神障害は誰もがかかる可能性のある疾病として認知されつつある。したがって、その予防、治療、リハビリテーション、社会復帰に従事するための人材の必要性は大いに高まっているのである。

付録：主な精神障害の名称（ＤＳＭ、ＩＣＤ、従来型診断名を含む）

統合失調症
　緊張病
　妄想性障害
気分障害
　うつ病
　　精神病性うつ病
　　周産期うつ病
　　季節性うつ病
　　メランコリー型うつ病
　　非定型うつ病
　双極性障害
　　双極Ⅰ型障害
　　双極Ⅱ型障害
　　急速交代型

不安障害ほか

恐怖症

社交不安障害

パニック障害

全般性不安障害

強迫性障害

心的外傷後ストレス障害（ＰＴＳＤ）

摂食障害

神経性やせ症／神経性無食欲症

神経性過食症／神経性大食症

物質使用障害

アルコール使用障害

覚醒剤等使用障害

医原性依存・処方薬依存症

パーソナリティ障害

境界性パーソナリティ障害

自己愛性パーソナリティ障害
その他のパーソナリティ障害
睡眠・覚醒障害
不眠症
過眠症
ナルコレプシー
閉塞性睡眠時無呼吸症
概日リズム睡眠‐覚醒障害
睡眠時随伴症
認知症
アルツハイマー型認知症
血管性認知症
レビー小体型認知症
前頭側頭葉変性症
発達障害
知的障害

自閉スペクトラム障害

注意欠陥・多動性障害

学習障害

身体表現性障害ほか

身体表現性障害

心気症

転換性障害

虚偽性障害

性同一性障害

症状性を含む器質性精神障害

せん妄

てんかん

おわりに

本書は医学生のみならず広く一般の読者にも、臨床精神医学のエッセンスを届けたいという気持ちから書かれたものである。ここで読み返してみて、その意図が十分に達成できたかどうか心もとない感じもある。とりわけ第1部については医学用語が頻出するため、一度は精神医学の講義を受けた人でないとすぐには理解ができないかもしれない。初歩から精神医学について勉強したいと希望される諸兄は、筆者の編集・執筆した教科書「精神医学」を手に取っていただければ望外の幸せである。

さて本書が製作されている間に、日本を含めて世界中で新型ウィルスによるパンデミック（大流行）が起こり、社会・経済・医療・教育の現場に多大な影響を及ぼしている。そのこと自体は本書の内容と直接的な関連はないが、ここでその経過について触れておくのも歴史的な意味があるかもしれないと考える次第である。

そもそも新型コロナウィルスの人から人への感染は、２０１９年12月には中国の１０００万人都市である武漢において発生していた。しかし日本を含めて世界中では、中国国内の流行として局所的にとらえており、それが今日の事態に至ろうとは誰も（ＷＨＯでさえも）予想していなかった。実際筆者においても年末年始の休暇は普段通り過ごし、例年の大学入試センター試験も無事に終わらせ、大学主催のシンポジウムに参加するなどしていた。しかし2020年1月16日には日本国内で初めて、中国から帰国した男性が新型コロナウィルスに感染していることが発表されたのであった。

その後に国内でも複数の感染者が発見されたことから、政府は急遽中国武漢に滞在している日本人をチャーター機で帰国させることになった。そのチャーター機で帰国した日本人の中に感染者がいたことなどから、事態は急速に深刻さを増し政府は2月1日に新型コロナウィルスを感染症法に基づく指定感染症に指定した。しかしこの指定感染症としたことが、後になって病床数不足の原因となるのである。同時に中国の指定された地域からの入国者を、原則として入国拒否とする処置がとられた。

同じころに香港経由で横浜港に入港した大型クルーズ船の乗客乗員の中に、発熱者が発生していることが明らかになった。日本人を含めた乗客は下船することができず、横浜港沖に停泊したまま厚労省の検疫をうけることになった。数千人の乗員乗客の検疫が一筋縄でいくわけもなく、また現場での業務経験の乏しい厚労省職員の対応ぶりが逐一報道され国民の不安を煽ったのであった。一方で同クルーズ船には自衛隊特殊部隊も派遣されたが、こちらはさすがに実践経験が豊富で迅速かつ効果的な業務遂行が可能であった。

この騒動と並行して感染経路の不明な感染者が国内で多数報告されるようになり、新型ウィルスはすでに日本国内に広く侵入していることが明らかになった。またクルーズ船内の検疫で陰性の結果を受け帰宅した乗客が、後になって発症するなど検査自体の感度に問題があることも分かった。市中ではカラオケ、スポーツジム、ライブハウスなどで感染のクラスターが形成され、そこから家族や周囲の人に感染が拡大することが分かってきた。このような市中感染の元になる経路として疑われたのが、当時まだ入国を制限していなかった欧米諸国からの帰国者・入国者である。

政府は3月に入り急遽全国の学校を休校とすることを決定し、その後6月までほとんどの小中高校生は長い休みに入ることになった。同じく3月に入り、欧米諸国から帰国した日本人が相次いで発症するという事態が生じた。これは丁度春休みに入ったことから多くの人の出入国があり、海外でウィルスに感染して無症状のままウィルスを国内に持ち込んだのであった。欧州ではイタリア、スペイン、フランスの3か国で感染者・死亡者が特に多く、そのピークは丁度3月中旬から下旬であった。この3か国は勿論、日本人観光客に人気の諸国である。

政府は3月13日に新型コロナ特措法を成立させ、3月24日に東京オリンピック・パラリンピックの1年延期を発表した。しかし欧州からの入国制限は3月27日に、北米を含む諸国からの入国制限は4月3日になり、それまでの期間に無症状者を含む多数の感染者が国内にウィルスを持ち込んでいたのであった。政府は4月7日に緊急事態宣言（7都道府県）を発したが、日本における新規感染者数は4月中旬がピークであり、それは欧米からの入国制限から約2週間後である。したがって中国から欧州・米国を経由した感染ルートを早期に絶てなかったことが、日本における感染のピークを制御できなかった大きな要因と考えられる。

日本における1日当たり死亡者数のピークは4月下旬であるが、この時にはすでに感染者の増加により都市部では空き病床数がひっ迫していた。その原因は指定感染症の規定により、無症状であっても一定期間は強制的に感染者を入院させざるを得なかったからである。この規定により空床不足が生じ、重症患者への対応が困難となる事態が起きた。また3月から4月にかけて著名人が相次いで本感染症で死亡したこともあり、国民の不安は最高潮に達したのである。さらに保健所での検体検査が滞ったため、自覚症状を有しながら検査を受けられないという不満が爆発していた。

政府が4月16日に緊急事態宣言を全国に拡大したため、多くの地域で社会経済活動が大きく制限され、特に飲食店や宿泊施設では利用者が激減し閉店や休業の憂き目にあった。また人の移動が行われなくなった結果、航空各社では国内線・国際線ともにフライト数が激減し、JR各社の新幹線乗車率も大きく低下した。その結果、失職者や倒産する中小企業が増加したため、政府は国民全員に一時金として10万円を、事業所には給付金を支給することを決定した。しかしこの政策は給付の現場となる地方自治体に過大な業務負担をかけることになり、これら一時金の支給が大きく遅延するという事態が生じた。

ピークを過ぎた感染者数の減少を受けて、政府は緊急事態宣言を5月14日に一部解除し、5月25日には全面解除した。この間に大企業では自宅におけるリモートワークや、遠隔会議システムによる業務に移行していた。しかし一方で中小企業はそのようなＩＴを使った対策をとることができず、企業規模による対応の格差が鮮明になった。経営的に社内留保資金の多い企業と少ない企業とでは、従業員の解雇や一時帰休の判断に大きな差が生じていた。政府の大規模（数十兆円）な財政出動は、確かに一時的な経済的落ち込みを支える手段としては適切なものだろうが、将来的に国民に税負担として帰ってくる可能性が高い。これは２０１１年の東日本大震災の後にも起こったことである。

現時点では新規感染者は、東京都を含めた一部の地域に限定されつつある。社会経済的活動も徐々に元の姿に戻りつつあるが、人の自由な移動を含め完全な形に社会が戻るのはまだ数か月以上かかるだろう。治療薬やワクチンの開発には、さらに年余の時間がかかることは間違いない。加えて今年の後半から冬にかけて、新たなパンデミックが襲う可能性も指摘されている。その時期を無事に超えなければ、社会活動は正常化しないことが予想される。

さらに海外に目を向ければ、欧州における感染の影響は甚大なものがあり、特に英・仏・伊・

西における被害は大きい。これによりEU内でのこれら諸国の影響力低下や、被害の比較的少なかった独の相対的な優越性が問題となる可能性がある。一方で米国の感染者数増加はまったくの予想外で、欧州諸国や中国よりも感染者数は多くなっている。医学・医療の世界では最先端の技術水準を誇る米国において、このような悲惨な状況が生じるとは誰が予想しただろうか。これは偏に公衆衛生と国民健康保健システムの問題が、政治によってないがしろにされてきた結果であろうと推察する。

米国においては都市封鎖による経済的困難の下で、失業者が増加したため一部では暴動が起きる事態となった。さらにその最中に、黒人男性が白人警官から暴行を受けて死亡するという悲劇的な事件が起きた。これを契機にして人種差別・経済格差の是正を訴える大規模デモが各地で起き、トランプ政権はそれを抑圧する姿勢を示した。これにより米国国民の中で同大統領の支持率が低下し、今年11月に行われる大統領選挙の行方を左右する要因となっている。

このように僅か半年程度の期間で、新型ウィルスは日本を含めた世界中の国々で政治・社会・経済・医療・国民生活の広範な分野に甚大な影響を及ぼした。これは偏に極端に発達したグローバリズムのなす業と考えられるが、同時に各国固有の問題点もあぶりだされて来ている。これについて述べることは本書の目的を外れるので、これ以上は言及することはしない。ここでは今回の災禍が、われわれのこころのあり方に与えた影響について少し考えてみたい。

少なくとも2020年の1月頃まで、われわれは先進国の一員として高度に文化的な生活を享受し、インターネットを介したグローバルな関係の中で社会経済活動を行っていた。それは繁栄とは言えないものの、相互理解、親近感、利他的行動などを介した概ね平穏な生活様式であったといえる。しかしこの災禍の中で見えたことは、意外にも感染者に対する辛辣な批判や拒否感・抵抗感などであった。もちろんこのような言動はごく一部のことであったが、それでもなおわれわれ一人ひとりの中に、弱者を攻撃する激烈な感情が潜んでいたことに驚きまた恐れを抱いたのであった。

ふりかえれば本書でも述べたように、疾病と人間性というものを分離して考えることが、ギリシャ時代からの医学・医療の命題であった。疾病に罹患することは神からの罰ではなく自然現象であり、誰もそれを避けることはできないという解釈は自明のものであったはずだ。しかしその命題は今回の災禍で崩れ去った、あるいは崩れ去りつつあると感じられた。このような極端な言動が生じる理由としては、一時的にせよ生命の危機を感じた人々が権威主義的な思考に支配されたためだろうと考えられる。

都市封鎖で仕事を失ったり廃業したりした人々の中で、気落ちし将来への展望が持てなくなってしまったと感じる人が出てくるだろう。筆者の計算では、失業率は自殺死亡率と高い正の相関がある。今年4月の自殺死亡者数が大幅に減ったという報道があったが、これはそのまま受け取るべきものではない。その国自体が極端な困難に直面している時期には、自殺者数は減少するのである。それは昭和時代の、太平洋戦争へ突入する時期にも見られた現象である。したがって今後数年かけて、自殺者数が上昇に転じる可能性も考える必要がある。

世間には家庭の中でそれなりに互いを避け、距離を置いて生活している家族も多いものである。そのような距離感によってこそ、相互のメンタルヘルスが良好に保たれていたということである。今回の緊急事態宣言と自宅待機によって、家族間の距離が縮まりかえって精神的に追い詰められ、こころを病む結果になる人も多いのではないか。家庭内暴力、ドメスティックバイオレンス、介護うつ、虐待などの頻度が上昇する可能性があるだろう。

若い人の中にはたまたま就職活動の時期と一致したことで、希望した企業への就職がままならなくなった人がいる。海外留学の希望に胸を膨らませていた学生は、その見込みが失われて落胆している。学生のアルバイト先が休業したため期待した額の生活費が得られなくなり、実家に帰ったり休学・退学を考えている人たちもいる。4月に大学へ入学した新入生たちは、大学閉鎖により新たな友人関係を築けずサークル活動も中止されたままである。休校措置のため中学高校生は学修が追い付かず、受験生は来年1月からの入試がどうなるか不安に駆られている。

パンデミックのピークは過ぎ、大多数の人たちは感染を免れている。調査結果では、本ウィルスの抗体を持つ日本人は高く見積もっても0・5%程度であるという。この事実はしかし、次のパンデミックへの不安感を高め、われわれの持つ本能的な排他性をさらに増大させる可能性がある。このような時代において、こころの平静を保てなくなり精神的な不均衡をきたす人も多くなると予想される。そのような不確実な時代に生きるわれわれにとって、臨床精神医学がどのような役割を果たすことができるか、今一度考えて行く必要があるだろう。

事項索引

キ

ク

ケ

コ

サ

シ

ス

セ

ヒ

フ

ヘ

ホ

マ

メ

モ

ヤ

ラ

リ

レ

ロ

人名索引

モ

ヤ

ユ

ラ

リ

ル

レ

ロ

ワ

第1部　参考文献

1　精神障害一般

Segal, D. L., Hersen, M., Van Hasselt, V. B. (1994). Reliability of the Structured Clinical Interview for DSM-III-R: An Evaluative Review. *Compr Psychiatry, 35*, 316-327.

Chmielewski, M., Clark, L. A., Bagby, R. M., Watson, D. (2015). Method matters: Understanding diagnostic reliability in DSM-IV and DSM-5. *J Abnorm Psychol, 124*, 764-769.

Williams, J. B. W., Gibbon, M., First, M. B., Spitzer, R. L., Davies, M., Borus, J., Howes, M. J., Kane, J., Pope, J., Harrison G. , Rounsaville, B., Wittchen, H.-U. (1992). The Structured Clinical Interview for DSM-III-R (SCID) II. Multisite Test-Retest Reliability. *Arch Gen Psychiatry, 49*, 630-636.

Insel, T. R., Cuthbert, B. N. (2015). Brain disorders? Precisely *Science, 348*, 499-500.

米国精神医学会．(2014)．*DSM-5　精神疾患の分類と診断の手引*（日本精神神経学会，訳）：医学書院.

世界保健機関．(2005)．*ICD-10　精神および行動の障害—臨床記述と診断ガイドライン*（融道男，中根允文，小見山実，岡崎祐士，大久保善朗，訳）：医学書院.

平井啓，谷向仁，中村菜々子，山村麻予，佐々木淳，足立浩祥．(2019)．メンタルヘルスケアに関する行動特徴とそれに対応する受療促進コンテンツ開発の試み．*心理学研究，90*，63-71.

川上憲人．(2016)．*精神疾患の有病率等に関する大規模疫学調査研究*：厚生労働省厚生労働科学研究費補助金 総合研究報告書.

The WHO World Mental Health Survey Consortium. (2004). *Prevalence, Severity, and Unmet Need for Treatment of Mental Disorders in the World Health Organization World Mental Health Surveys* (Vol. 291).

Saha, S., Chant, D., Welham, J., McGrath, J. (2005). A systematic review of the prevalence of schizophrenia. *PLoS Med, 2*, e141.

鈴木國文. (2000). 性差と神経症. *精神科治療学, 15*, 1045-1050.

Seedat, S., Scott, K. M., Angermeyer, M. C., Berglund, P., Bromet, E. J., Brugha, T. S., Demyttenaere, K., de Girolamo, G., Haro, J. M., Jin, R., Karam, E. G., Kovess-Masfety, V., Levinson, D., Medina Mora, M. E., Ono, Y., Ormel, J., Pennell, B. E., Posada-Villa, J., Sampson, N. A., Williams, D., Kessler, R. C. (2009). Cross-national associations between gender and mental disorders in the World Health Organization World Mental Health Surveys. *Arch Gen Psychiatry, 66*, 785-795.

Yung, A. R., McGorry, P. D., McFarlane, C. A., Jackson, H. J., Patton, G. C., Rakkar, A. (1996). Monitoring and Care of Young People at Incipient Risk of Psychosis. *Schizophr Bull, 22*, 283-303.

Fusar-Poli, P., Rutigliano, G., Stahl, D., Davies, C., De Micheli, A., Ramella-Cravaro, V., Bonoldi, I., McGuire, P. (2017). Long-term validity of the At Risk Mental State (ARMS) for predicting psychotic and non-psychotic mental disorders. *Eur Psychiatry, 42*, 49-54.

心身医学. (1991). 心身症の定義. *心身医学, 31*, 574.

村上佳津美. (2018). 小児の心身症　診断と治療. *児童青年精神医学とその近接領域, 59*, 283-293.

Holmes, T. H., Rahe, R. H. (1967). The Social Readjustment Rating Scale. *J Psychosom Res, 11*, 213-218.

Bartholomew, R. E. (2016). Public health, politics and the stigma of mass hysteria: lessons from an outbreak of unusual illness. *J R Soc Med, 109*, 175-179.

Cairns, K. E., Yap, M. B., Pilkington, P. D., Jorm, A. F. (2014). Risk and protective factors for depression that adolescents can modify: a systematic review and meta-analysis of longitudinal studies. *J Affect Disord, 169*,

61-75.
及川恵．(2012)．人格に関する研究動向—特性的要因と適応との関連—．*教育心理学年報，51*，33-41.
西村由貴．(2008)．病名呼称変更がもたらしたもの—「統合失調症」の経験から—．*精神神経学雑誌，110*，821-824.
賀古勇樹，大久保亮，清水裕輔，三井信幸，田中輝明，久住一郎．(2014)．統合失調症患者の病名告知に関する多施設調査．*精神神経学雑誌，116*，813-824.
川邊憲太郎，堀内史枝，越智麻里奈，岡靖哲，上野修一．(2017)．青少年におけるインターネット依存の有病率と精神的健康状態との関連．*精神神経学雑誌，119*，613-620.
北沢桃子，吉村道孝，村田まゆ，藤本友香，一言英文，三村将，坪田一男，岸本泰士郎．(2019)．日本の大学生におけるインターネット使用と精神症状との関連．*精神神経学雑誌，121*，593-601.
樋口進．(2020)．*ゲーム障害について*：国立病院機構久里浜医療センター．
Garb, H. N., Wood, J. M., Lilienfeld, S. O., Nezworski, M. T. (2005). Roots of the Rorschach controversy. *Clin Psychol Rev, 25*, 97-118.
大熊一夫．(1981)．*ルポ・精神病棟*：朝日新聞出版．
土居健郎．(2001)．*続「甘え」の構造*：弘文堂．
稲垣実果．(2007)．自己愛的甘え尺度の作成に関する研究．*パーソナリティ研究，16*，13-24.
笠原嘉．(2007)．*精神科における予診・初診・初期治療*：星和書店．
Os, J. V. (2013). The Dynamics of Subthreshold Psychopathology: Implications for Diagnosis and Treatment. *Am J Psychiatry, 170*, 695-698.

2　統合失調症

Andreasen, N. C., Carpenter, J., W.T., John M. Kane, J. M., Lasser, R. A., Marder, S. R., Weinberger, D. R. (2005). Remission in Schizophrenia: Proposed

Criteria and Rationale for Consensus. *Am J Psychiatry, 162*, 441-449.

Volavka, J., Vevera, J. (2018). Very long-term outcome of schizophrenia. *Int J Clin Pract, 72*, e13094.

Jackson, D., Kirkbride, J., Croudace, T., Morgan, C., Boydell, J., Errazuriz, A., Murray, R. M., Jones, P. B. (2013). Meta-analytic approaches to determine gender differences in the age-incidence characteristics of schizophrenia and related psychoses. *Int J Methods Psychiatr Res, 22*, 36-45.

Begemann, M. J., Dekker, C. F., van Lunenburg, M., Sommer, I. E. (2012). Estrogen augmentation in schizophrenia: a quantitative review of current evidence. *Schizophr Res, 141*, 179-184.

Abel, K. M., Drake, R., Goldstein, J. M. (2010). Sex differences in schizophrenia. *Int Rev Psychiatry, 22*, 417-428.

Crow, T. J. (1980). Molecular pathology of schizophrenia: more than one disease process? *Br Med J*, 68-69.

Gottesman, I. I. (1991). *Schizophrenia Genesis: The origins of madness.* New York: W.H. Freeman & Co.

Ungvari, G. S., Xiang, Y. T., Hong, Y., Leung, H. C., Chiu, H. F. (2010). Diagnosis of schizophrenia: reliability of an operationalized approach to 'praecox-feeling'. *Psychopathology, 43*, 292-299.

Grube, M. (2006). Towards an empirically based validation of intuitive diagnostic: Rumke's 'praecox feeling' across the schizophrenia spectrum: preliminary results. *Psychopathology, 39*, 209-217.

Cannon, M., Jones, P. B., Murray, R. M. (2002). Obstetric Complications and Schizophrenia: Historical and Meta-Analytic Review. *Am J Psychiatry, 159*, 1080-1092.

van Os, J., Kapur, S. (2009). Schizophrenia. *Lancet, 374*, 635-645.

McGrath, J., Saha, S., Welham, J., Saadi, O. E., MacCauley, C., David Chant, D. (2004). A systematic review of the incidence of schizophrenia: the

distribution of rates and the influence of sex, urbanicity, migrant status and methodology. *BMC Medicine, 2*, 13.

高橋栄，小島卓也，鈴木正泰，松島英介，内山真．(2009)．統合失調症の endophenotype としての探索眼球運動．*精神神経学雑誌, 111*, 1469–1478.

Kay, S. R., Flszbeln, A., Opler, L. A. (1987). The Positive and Negative Syndrome Scale (PANSS) for Schizophrenia. *Schizophr Bull, 13*, 281–286.

Picchioni, M. M., Murray, R. M. (2007). Schizophrenia. *BMJ, 335*, 91–95.

Moller, H. J., Czobor, P. (2015). Pharmacological treatment of negative symptoms in schizophrenia. *Eur Arch Psychiatry Clin Neurosci, 265*, 567–578.

Turner, D. T., McGlanaghy, E., Cuijpers, P., van der Gaag, M., Karyotaki, E., MacBeth, A. (2018). A Meta-Analysis of Social Skills Training and Related Interventions for Psychosis. *Schizophr Bull, 44*, 475–491.

リバーマン，R. P. (2011)．*精神障害と回復—リバーマンのリハビリテーション・マニュアル—* (SST 普及協会，池淵恵美，西園昌久，訳)：星和書店.

David, A. S. (1990). Insight and Psychosis. *Br J Psychiatry, 156*, 798–808.

池淵恵美．(2017)．統合失調症の「病識」をどのように治療に生かすか．*精神神経学雑誌, 119*, 918–925.

日本神経精神薬理学会．(2017)．*統合失調症薬物治療ガイドライン*.

3　気分障害

川上憲人．(2016)．*精神疾患の有病率等に関する大規模疫学調査研究*：厚生労働省厚生労働科学研究費補助金 総合研究報告書.

心身医学．(1991)．心身症の定義．*心身医学, 31*, 574.

Crow, T. J. (1980). Molecular pathology of schizophrenia: more than one disease process? *Br Med J*, 68–69.

Bilsker, D., Wiseman, S., Gilbert, M. (2006). Managing Depression-Related Occupational Disability: A Pragmatic Approach. *Can J Psychiatry, 51*,

76-83.

日本うつ病学会.（2019）. 日本うつ病学会治療ガイドライン：うつ病.

Li, M., D'Arcy, C., Meng, X.（2016）. Maltreatment in childhood substantially increases the risk of adult depression and anxiety in prospective cohort studies: systematic review, metaanalysis, and proportional attributable fractions. *Psychol Med, 46*, 717-730.

Nanni, V., Uher, R., Danese, A.（2012）. Childhood Maltreatment Predicts Unfavorable Course o f Illness and Treatment Outcome in Depression: A Meta-Analysis. *Am J Psychiatry, 169*, 141-151.

Bukh, J. D., Andersen, P. K., Kessing, L. V.（2016）. Rates and predictors of remission, recurrence and conversion to bipolar disorder after the first lifetime episode of depression – a prospective 5-year follow-up study. *Psychol Med, 46*, 1151-1161.

日本臨床精神薬理学会.（2003）. *GRID-HAMD-17・21 構造化面接ガイド*.

藤澤大介.（2018）. 自己記入式・簡易抑うつ症状尺度—日本語版：QIDS-J：日本認知療法・認知行動療法学会.

大矢幸弘.（2018）. アレルギー疾患の心身医学—古典から現代へ—. *心身医学, 58*, 376-383.

小林如乃, 米良仁志, 野村忍.（2013）. 慢性痛患者の原因疾患別にみた心理的評価. *心身医学, 53*, 343-355.

Somani, A., Kar, S. K.（2019）. Efficacy of repetitive transcranial magnetic stimulation in treatment-resistant depression: the evidence thus far. *Gen Psychiatr, 32*, e100074.

Upthegrove, R., Marwaha, S., Birchwood, M.（2017）. Depression and Schizophrenia: Cause, Consequence, or Trans-diagnostic Issue? *Schizophr Bull, 43*, 240-244.

Gong, B., Naveed, S., Hafeez, D. M., Afzal, K. I., Majeed, S., Abele, J., Nicolaou, S., Khosa, F.（2019）. Neuroimaging in Psychiatric Disorders: A Bibliometric

Analysis of the 100 Most Highly Cited Articles. *J Neuroimaging, 29*, 14-33.

Phillips, M. L., Swartz, H. A. (2014). A Critical Appraisal of Neuroimaging Studies of Bipolar Disorder: Toward a New Conceptualization of Underlying Neural Circuitry and a Road Map for Future Research. *Am J Psychiatry, 171*, 829-843.

Angst, J. (2015). Will mania survive DSM-5 and ICD-11? *Int J Bipolar Disord, 3.*

Perugia, G., Passinob, C. S., Tonib, C., Maremmania, I., Angst, J. (2007). Is unipolar mania a distinct subtype? *Compr Psychiatry, 2007*, 213-217.

Bale, T. L., Epperson, C. N. (2015). Sex differences and stress across the lifespan. *Nat Neurosci, 18*, 1413-1420.

木島伸彦，斉藤令衣，竹内美香，吉野相英，大野裕，加藤元一郎，北村俊則．(1996)．Cloninger の気質と性格の 7 次元モデルおよび日本語版 Temperament and Character Inventory (TCI)．*精神科診断学，7*，379-399.

並河努，谷伊織，脇田貴文，熊谷龍一，中根愛，野口裕之．(2010)．Big-Five 尺度短縮版の作成（5）．*日本心理学会第 74 回大会抄録集*，57.

原田小夜，宮脇宏司．(2013)．介護施設職員の抑うつ・ストレス反応と関連要因の検討．*Seisen J Nurs Stud, 2*，9-17.

Maier, S. F., Seligman, M. E. P. (2016). Learned Helplessness at Fifty: Insights from Neuroscience. *Psychol Rev, 123*, 349-367.

Williams, B., Lau, R., Thornton, E., Olney, L. S. (2017). The relationship between empathy and burnout -lessons for paramedics: a scoping review. *Psychol Res Behav Manag, 10*, 329-337.

4　神経症とストレス関連疾患

川上憲人．(2016)．*精神疾患の有病率等に関する大規模疫学調査研究*：厚生労働省厚生労働科学研究費補助金 総合研究報告書.

Norton, P. J., Price, E. C. (2007). A Meta-Analytic Review of Adult Cognitive-Behavioral Treatment Outcome Across the Anxiety Disorders. *J Nerv Ment Dis, 195*, 521-531.

Hofmann, S. G., Smits, J. A. J. (2008). Cognitive-Behavioral Therapy for Adult Anxiety Disorders: A Meta-Analysis of Randomized Placebo-Controlled Trials. *J Clin Psyachiatry, 69*, 621-632.

関陽一，清水栄司．(2016)．*パニック障害の認知行動療法マニュアル*；日本不安症学会.

吉永尚紀，清水栄司．(2016)．*社交不安障害の認知行動療法マニュアル*；日本不安症学会.

中谷江利子，加藤奈子，中川彰子．(2018)．*強迫性障害の認知行動療法マニュアル*：日本不安症学会.

金吉晴，小西聖子．(2016)．*心的外傷後ストレス障害の認知行動療法マニュアル*：日本不安症学会.

Altemus, M., Sarvaiya, N., Neill Epperson, C. (2014). Sex differences in anxiety and depression clinical perspectives. *Front Neuroendocrinol, 35*, 320-330.

von der Embse, N., Jester, D., Roy, D., Post, J. (2018). Test anxiety effects, predictors, and correlates: A 30-year meta-analytic review. *J Affect Disord, 227*, 483-493.

Quinn, B. L., Peters, A. (2017). Strategies to Reduce Nursing Student Test Anxiety: A Literature Review. *J Nurs Educ, 56*, 145-151.

細羽竜也，内田信行，生和秀敏．(1992)．日本語版モーズレイ強迫神経症質問紙（MOCI）の因子論的検討．*広島大学総合科学部紀要IV理系編，18*, 53-61.

黒宮健一，金澤潤一郎，髙垣耕企，坂野雄二．(2013)．強迫的信念，特性不安，強迫症状の関連性の検討―mood-as-input の観点から―．*不安障害研究，5*，3-12.

菊池大一．(2011)．解離性健忘の神経基盤．*高次脳機能研究，31*，319-327.

Chew-Graham, C. A., Heyland, S., Kingstone, T. (2017). Medically unexplained symptoms: continuing challenges for primary care. *Br J Gen Pract,* 106-107.

Haller, H., Cramer, H., Lauche, R., Dobos, G. (2015). Somatoform Disorders and Medically Unexplained Symptoms in Primary Care. *Dtsch Arztebl int, 112, 279-287.*

守口善也．(2014)．心身症とアレキシサイミア――情動認知と身体性の関連の観点から――．*心理学評論，57，* 77-92.

小牧元，前田基成，有村達之，中田光紀，篠田晴男，緒方一子，志村翠，川村則行，久保千春．(2003)．日本語版 The 20-item Toronto Alexithymia Scale（TAS-20）の信頼性，因子的妥当性の検討．*心身医学，43，* 840-846.

名島潤慈．(1995)．精神分析的心理療法における夢の利用．*熊本大学教育学部紀要 人文科学，44，* 333-361.

鈴木千恵，松田英子．(2012)．夢想起の個人差に関する研究―夢想起の頻度にストレスとビックファイブパーソナリティ特性が及ぼす影響―．*ストレス科学研究，27，* 71-79.

Wu, H., Yu, D., He, Y., Wang, J., Xiao, Z., Li, C. (2015). Morita therapy for anxiety disorders in adults. *Cochrane Database Syst Rev CD008619.*

Jia, Y., Li, M., Cheng, Z., Cui, L., Zhao, J., Liu, Y., Leng, M., Li, F., Chen, L. (2018). Morita therapy for depression in adults: A systematic review and meta-analysis. *Psychiatry Res, 269,* 763-771.

5　摂食障害

安藤哲也．(2017a)．*摂食障害に関する学校と医療のより良い関係のための対応指針　高等学校版.*

Treasure, J., Claudino, A. M., Zucker, N. (2010). Eating disorders. *Lancet, 375,* 583-593.

Jewell, T., Blessitt, E., Stewart, C., Simic, M., Eisler, I. (2016). Family Therapy

for Child and Adolescent Eating Disorders: A Critical Review. *Fam Process, 55*, 577-594.

安藤哲也．(2017b)．摂食障害の診療体制整備に関する研究．*厚生労働科学研究費補助金　総合研究報告書*.

菊地裕絵．(2016)．摂食障害患者における自殺．*心身医学，56*，796-800.

Gardner, R. M., Brown, D. L. (2014). Body size estimation in anorexia nervosa: a brief review of findings from 2003 through 2013. *Psychiatry Res, 219*, 407-410.

Castellini, G., Polito, C., Bolognesi, E., D'Argenio, A., Ginestroni, A., Mascalchi, M., Pellicano, G., Mazzoni, L. N., Rotella, F., Faravelli, C., Pupi, A., Ricca, V. (2013). Looking at my body. Similarities and differences between anorexia nervosa patients and controls in body image visual processing. *Eur Psychiatry, 28*, 427-435.

Caspi, A., Amiaz, R., Davidson, N., Czerniak, E., Gur, E., Kiryati, N., Harari, D., Furst, M., Stein, D. (2017). Computerized assessment of body image in anorexia nervosa and bulimia nervosa: comparison with standardized body image assessment tool. *Arch Womens Ment Health, 20*, 139-147.

Schuck, K., Munsch, S., Schneider, S. (2015). Cognitive biases in response to visual body-related stimuli in eating disorders: study protocol for a systematic review and meta-analysis. *Syst Rev, 4*, 103.

Weigel, A., Lowe, B., Kohlmann, S. (2019). Severity of somatic symptoms in outpatients with anorexia and bulimia nervosa. *Eur Eat Disord Rev, 27*, 195-204.

6　睡眠・覚醒障害

鈴木千恵，松田英子．(2012)．夢想起の個人差に関する研究―夢想起の頻度にストレスとビックファイブパーソナリティ特性が及ぼす影響―．*ストレス科学研究，27*，71-79.

Waters, F., Chiu, V., Atkinson, A., Blom, J. D. (2018). Severe Sleep Deprivation Causes Hallucinations and a Gradual Progression Toward Psychosis With Increasing Time Awake. *Front Psychiatry, 9*, 303.

Denis, D., French, C. C., Gregory, A. M. (2018). A systematic review of variables associated with sleep paralysis. *Sleep Med Rev, 38*, 141-157.

Aurora, R. N., Zak, R. S., Auerbach, S. H., Casey, K. R., Chowdhuri, S., Karippot, A., Maganti, R. K., Ramar, K., Kristo, D. A., Bista, S. R., Lamm, C. I., Morgenthaler, T. I. (2010). Best Practice Guide for the Treatment of Nightmare Disorder in Adults. *J Clin Sleep Med, 6*, 389-401.

Ophoff, D., Slaats, M. A., Boudewyns, A., Glazemakers, I., Van Hoorenbeeck, K., Verhulst, S. L. (2018). Sleep disorders during childhood: a practical review. *Eur J Pediatr, 177*, 641-648.

Harvey, C. J., Gehrman, P., Espie, C. A. (2014). Who is predisposed to insomnia: a review of familial aggregation, stress-reactivity, personality and coping style. *Sleep Med Rev, 18*, 237-247.

三島和夫. (2015). 睡眠薬の適正な使用と休薬のための診療ガイドライン その背景と基本理念について. *ファルマシア, 51*, 104-108.

Pellegrino, R., Kavakli, I. H., Goel, N., Cardinale, C. J., Dinges, D. F., Kuna, S. T., Maislin, G., Van Dongen, H. P., Tufik, S., Hogenesch, J. B., Hakonarson, H., Pack, A. I. (2014). A novel BHLHE41 variant is associated with short sleep and resistance to sleep deprivation in humans. *Sleep, 37*, 1327-1336.

Fukuda, K., Ishihara, K., Takeuchi, T., Yamamoto, Y., Inugami, M. (1999). Classification of the sleeping pattern of normal adults. *Psychiat Clin Neurosci, 53*, 141-143.

Patel, S. R., Blackwell, T., Ancoli-Israel, S., Stone, K. L., Osteoporotic Fractures in Men-Mr, O. S. R. G. (2012). Sleep characteristics of self-reported long sleepers. *Sleep, 35*, 641-648.

Patel, S. R., Ayas, N. T., Malhotra, M. R., White, D. P., Schernhammer, E. S.,

Speizer, F. E., Stampfer, M. J., Hu, F. B. (2004). A Prospective Study of Sleep Duration and Mortality Risk in Women. *Sleep, 27,* 440-444.

立花直子.（2016）．睡眠に関連する運動・行動異常．*臨床神経，56，* 541-549.

下畑享良，井上雄一，平田幸一.（2017）．Rapid eye movement（REM）睡眠行動障害の診断，告知，治療．*臨床神経，57，* 63-70.

Scammell, T. E. (2015). Narcolepsy. *N Engl J Med, 373,* 2654-2662.

Maski, K., Steinhart, E., Williams, D., Scammell, T., Flygare, J., McCleary, K., Gow, M. (2017). Listening to the Patient Voice in Narcolepsy: Diagnostic Delay, Disease Burden, and Treatment Efficacy. *J Clin Sleep Med, 13,* 419-425.

Pigeon, W. R., Bishop, T. M., Krueger, K. M. (2017). Insomnia as a Precipitating Factor in New Onset Mental Illness: a Systematic Review of Recent Findings. *Curr Psychiatry Rep, 19,* 44.

Chung, K. H., Li, C. Y., Kuo, S. Y., Sithole, T., Liu, W. W., Chung, M. H. (2015). Risk of psychiatric disorders in patients with chronic insomnia and sedative-hypnotic prescription: a nationwide population-based follow-up study. *J Clin Sleep Med, 11,* 543-551.

日本睡眠学会.（2013）．*睡眠薬の適正な使用と休薬のための診療療ガイドライン.*

厚生労働省.（2014）．*健康づくりのための睡眠指針 2014.*

7　加齢・認知症

池田学.（2016）．難病指定からみたFTLD．*高次脳機能研究，36，* 376-381.

品川俊一郎.（2016）．前頭側頭型認知症の多様性と臨床診断の問題．*高次脳機能研究，36，* 361-367.

Zhang, S., Smailagic, N., Hyde, C., Noel-Storr, A. H., Takwoingi, Y., McShane, R., Feng, J. (2014). (11)C-PIB-PET for the early diagnosis of Alzheimer's disease dementia and other dementias in people with mild cognitive

impairment (MCI). *Cochrane Database Syst Rev*, CD010386.

朝田隆. (2009). 軽度認知障害 (MCI). *認知神経科学, 11*, 252-257.

Mullard, A. (2019). Anti-amyloid failures stack up as Alzheimer antibody flops. *Nat Rev, 18*, 327.

Norton, S., Matthews, F. E., Barnes, D. E., Yaffe, K., Brayne, C. (2014). Potential for primary prevention of Alzheimer's disease: an analysis of population-based data. *Lancet Neurol, 13*, 788-794.

Stephen, R., Hongisto, K., Solomon, A., Lönnroos, E. (2017). Physical Activity and Alzheimer' s Disease: A Systematic Review. *J Gerontol A Biol Sci Med Sci, 72*, 733-739.

Farina, N., Rusted, J., Tabet, N. (2014). The effect of exercise interventions on cognitive outcome in Alzheimer's disease: a systematic review. *Int Psychogeriatr, 26*, 9-18.

室伏君士. (1985). *痴呆老人の理解とケア*：金剛出版.

Kuruppu, D. K., Matthews, B. R. (2013). Young-onset dementia. *Semin Neurol, 33*, 365-385.

Wattmo, C., Wallin, A. K. (2017). Early- versus late-onset Alzheimer's disease in clinical practice: cognitive and global outcomes over 3 years. *Alzheimers Res Ther, 9*, 70.

Wennberg, A. M. V., Wu, M. N., Rosenberg, P. B., Spira, A. P. (2017). Sleep Disturbance, Cognitive Decline, and Dementia: A Review. *Semin Neurol, 37*, 395-406.

8　薬物依存

Volkow, N. D., Morales, M. (2015). The Brain on Drugs: From Reward to Addiction. *Cell, 162*, 712-725.

McLellan, A. T., Lewis, D. C., O'Brien, C. P., Kleber, H. D. (2000). Drug Dependence, a Chronic medical Illness Implications for Treatment,

Insurance, and Outcome Evaluation. *JAMA, 284*, 1689-1695.
松本俊彦．(2018)．人はなぜ依存症になるのか―子どもの薬物乱用―．*児童青年精神医学とその近接領域, 59*, 278-282.

9　パーソナリティ障害・性同一性障害

Zanarini, M. C., Frankenburg, F. R., Reich, D. B., Fitzmaurice, G. (2010). Time to Attainment of Recovery From Borderline Personality Disorder and Stability of Recovery: A 10-year Prospective Follow-Up Study. *Am J Psychiatry, 16*, 663-667.
松本俊彦．(2016a)．自分を傷つけずにはいられない！―その理解と対応のヒント―．*児童青年精神医学とその近接領域　57*, 409-414.
林直樹．(2017)．境界性パーソナリティ障害の病識もしくは疾病認識と精神科治療―当事者と治療スタッフはどうしたら協働できるか？―．*精神神経学雑誌, 119*, , 895-902.
朴元奎．(2006)．人格障害と刑事責任能力―刑事法学の立場から―．*医学哲学医学倫理　24*, 116-122.
浜田恵，伊藤大幸，片桐正敏，上宮愛，中島俊思，高柳伸哉，村山恭朗，明翫光宣，辻井正次．(2016)．小中学生における性別違和感と抑うつ・攻撃性の関連．*発達心理学研究, 27*, 137-147.
Swaab, D. F., Garcia-Falgueras, A. (2009). Sexual differentiation of the human brain in relation to gender identity and sexual orientation. *Funct Neurol, 24*, 17-28.
Kranz, G. S., Hahn, A., Kaufmann, U., Kublbock, M., Hummer, A., Ganger, S., Seiger, R., Winkler, D., Swaab, D. F., Windischberger, C., Kasper, S., Lanzenberger, R. (2014). White matter microstructure in transsexuals and controls investigated by diffusion tensor imaging. *J Neurosci, 34*, 15466-15475.
Luders, E., Sanchez, F. J., Gaser, C., Toga, A. W., Narr, K. L., Hamilton, L. S.,

Vilain, E. (2009). Regional gray matter variation in male-to-female transsexualism. *Neuroimage, 46*, 904-907.

Savic, I., Arver, S. (2011). Sex dimorphism of the brain in male-to-female transsexuals. *Cereb Cortex, 21*, 2525-2533.

Zubiaurre-Elorza, L., Junque, C., Gomez-Gil, E., Segovia, S., Carrillo, B., Rametti, G., Guillamon, A. (2013). Cortical thickness in untreated transsexuals. *Cereb Cortex, 23*, 2855-2862.

10　発達障害

文部科学省初等中等教育局特別支援教育課. (2012). *通常の学級に在籍する発達障害の可能性のある特別な教育的支援を必要とする児童生徒に関する調査結果について.*

Polanczyk, G., Silva de Lima, M., B., L. H., Biederman, J., Rohde, L. A. (2007). The Worldwide Prevalence of ADHD: A Systematic Review and Metaregression Analysis. *Am J Psychiatry, 164*, 942-948.

Polanczyk, G. V., Salum, G. A., Sugaya, L. S., Caye, A., Rohde, L. A. (2015). Annual research review: A meta-analysis of the worldwide prevalence of mental disorders in children and adolescents. *J Child Psychol Psychiatry, 56*, 345-365.

Fayyad, J., De Graaf, R., Kessler, R., Alonso, J., Angermeyer, M., Demyttenare, K., De Girolamo, G., Haro, J. M., Karam, E. G., Lara, C., Lepine, J. P., Ormel, J., Posada-Villa, J., Zaslavsky, A. M., JIN, R. (2007). Cross-national prevalence and correlates of adult attention-deficit hyperactivity disorder. *Br J Psychiatry, 190*, 402-409.

Elsabbagh, M., Divan, G., Koh, Y. J., Kim, Y. S., Kauchali, S., Marcin, C., Montiel-Nava, C., Patel, V., Paula, C. S., Wang, C., Yasamy, M. T., Fombonne, E. (2012). Global prevalence of autism and other pervasive developmental disorders. *Autism Res, 5*, 160-179.

Centers for Disease Control and Prevention. (2018). *Prevalence and Characteristics of Autism Spectrum Disorder Among Children Aged 8 Years-Autism and Developmental Disabilities Monitoring Network, 11 Sites, United States, 2012*: U.S. Department of Health and Human Services.

Thomas, R., Sanders, S., Doust, J., Beller, E., Glasziou, P. (2015). Prevalence of attention-deficit/hyperactivity disorder: a systematic review and meta-analysis. *Pediatrics, 135*, e994-1001.

Atladottir, H. O., Gyllenberg, D., Langridge, A., Sandin, S., Hansen, S. N., Leonard, H., Gissler, M., Reichenberg, A., Schendel, D. E., Bourke, J., Hultman, C. M., Grice, D. E., Buxbaum, J. D., Parner, E. T. (2015). The increasing prevalence of reported diagnoses of childhood psychiatric disorders: a descriptive multinational comparison. *Eur Child Adolesc Psychiatry, 24*, 173-183.

ADHDの診断・治療指針に関する研究会. (2017). *注意欠如・多動症—ADHD—の治療ガイドライン*（齊藤万比古編）：じほう.

Sharma, S. R., Gonda, X., Tarazi, F. I. (2018). Autism Spectrum Disorder: Classification, diagnosis and therapy. *Pharmacol Ther, 190*, 91-104.

Catala-Lopez, F., Hutton, B., Nunez-Beltran, A., Page, M. J., Ridao, M., Macias Saint-Gerons, D., Catala, M. A., Tabares-Seisdedos, R., Moher, D. (2017). The pharmacological and non-pharmacological treatment of attention deficit hyperactivity disorder in children and adolescents: A systematic review with network meta-analyses of randomised trials. *PLoS One, 12*, e0180355.

11 身体疾患関連

杉田篤子. (2010). 全身性エリテマトーデスに伴う精神症状の特徴とバイオマーカー. *日本生物学的精神医学会誌, 21*, 245-250.

中村由嘉子, 尾崎紀夫. (2019). 抑うつ的な妊産婦の心の理解と, 求められる

対応. *心身医学, 59,* 307-313.

公益社団法人日本産婦人科医会. (2017). 妊産婦メンタルヘルスケアマニュアル～産後ケアへの切れ目のない支援に向けて～.

内田立身, 河内康憲. (2014). 鉄欠乏性貧血における氷食症. *臨床血液, 55,* 436-439.

Faller, H., Schuler, M., Richard, M., Heckl, U., Weis, J., Kuffner, R. (2013). Effects of psycho-oncologic interventions on emotional distress and quality of life in adult patients with cancer: systematic review and meta-analysis. *J Clin Oncol, 31,* 782-793.

12 精神科薬物療法

Turner, D. T., McGlanaghy, E., Cuijpers, P., van der Gaag, M., Karyotaki, E., MacBeth, A. (2018). A Meta-Analysis of Social Skills Training and Related Interventions for Psychosis. *Schizophr Bull, 44,* 475-491.

日本神経精神薬理学会. (2017). *統合失調症薬物治療ガイドライン.*

日本うつ病学会. (2019). 日本うつ病学会治療ガイドライン：うつ病.

Leucht, S., Tardy, M., Komossa, K., Heres, S., Kissling, W., Salanti, G., Davis, J. M. (2012). Antipsychotic drugs versus placebo for relapse prevention in schizophrenia: a systematic review and meta-analysis. *Lancet, 379,* 2063-2071.

Cipriani, A., Furukawa, T. A., Salanti, G., Chaimani, A., Atkinson, L. Z., Ogawa, Y., Leucht, S., Ruhe, H. G., Turner, E. H., Higgins, J. P. T., Egger, M., Takeshima, N., Hayasaka, Y., Imai, H., Shinohara, K., Tajika, A., Ioannidis, J. P. A., Geddes, J. R. (2018). Comparative efficacy and acceptability of 21 antidepressant drugs for the acute treatment of adults with major depressive disorder: a systematic review and network meta-analysis. *Lancet, 391,* 1357-1366.

Bielefeldt, A. O., Danborg, P. B., Gotzsche, P. C. (2016). Precursors to suicidality

and violence on antidepressants: systematic review of trials in adult healthy volunteers. *J R Soc Med, 109*, 381-392.

Yamasue, H., Aran, A., Berry-Kravis, E. (2019). Emerging pharmacological therapies in fragile X syndrome and autism. *Curr Opin Neurol, 32*, 635-640.

Daly, E. J., Singh, J. B., Fedgchin, M., Cooper, K., Lim, P., Shelton, R. C., Thase, M. E., Winokur, A., Van Nueten, L., Manji, H., Drevets, W. C. (2018). Efficacy and Safety of Intranasal Esketamine Adjunctive to Oral Antidepressant Therapy in Treatment-Resistant Depression: A Randomized Clinical Trial. *JAMA Psychiatry, 75*, 139-148.

Wilkinson, S. T., Ballard, E. D., Bloch, M. H., Mathew, S. J., Murrough, J. W., Feder, A., Sos, P., Wang, G., Zarate, C. A., Jr., Sanacora, G. (2018). The Effect of a Single Dose of Intravenous Ketamine on Suicidal Ideation: A Systematic Review and Individual Participant Data Meta-Analysis. *Am J Psychiatry, 175*, 150-158.

Fava, G. A., Gatti, A., Belaise, C., Guidi, J., Offidani, E. (2015). Withdrawal Symptoms after Selective Serotonin Reuptake Inhibitor Discontinuation: A Systematic Review. *Psychother Psychosom, 84*, 72-81.

Kishimoto, T., Nitta, M., Borenstein, M., Kane, J. M., Correl, C. U. (2013). Long-Acting Injectable Versus Oral Antipsychotics in Schizophrenia: A Systematic Review and Meta-Analysis of Mirror-Image Studies. *J Clin Psychiatry, 74*, 957-965.

McMahon, R. P., Kelly, D. L., Boggs, D. L., Li, L., Hu, Q., Davis, J. M., Carpenter, W. T., Jr. (2008). Feasibility of reducing the duration of placebo-controlled trials in schizophrenia research. *Schizophr Bull, 34*, 292-301.

日本うつ病学会. (2017). *日本うつ病学会治療ガイドライン　双極性障害.*

Khan, A., Brown, W. A. (2015). Antidepressants versus placebo in major depression: an overview. *World Psychiatry, 14*, 294-300.

13　リハビリテーション・患者対応

関陽一，清水栄司．(2016)．*パニック障害の認知行動療法マニュアル*：日本不安症学会.

吉永尚紀，清水栄司．(2016)．*社交不安障害の認知行動療法マニュアル*：日本不安症学会.

中谷江利子，加藤奈子，中川彰子．(2018)．*強迫性障害の認知行動療法マニュアル*：日本不安症学会.

金吉晴，小西聖子．(2016)．*心的外傷後ストレス障害の認知行動療法マニュアル*：日本不安症学会.

日本認知療法・認知行動療法学会．(2018)．*うつ病の認知療法・認知行動療法マニュアル*.

稲田俊也．(2012)．DIEPSSを使いこなす　改訂版　薬原性錐体外路症状の評価と診断―DIEPSSの解説と利用の手引き―：星和書店.

14　自殺関連問題

厚生労働省．(2011)．誰でもゲートキーパー手帳　第２版.

Bertolote, J. M., Fleishmann, A. (2002). Suicide and psychiatric diagnosis: a worldwide perspective. *World Psychiatry, 13*, 181-185.

松本俊彦．(2016b)．自殺関連行動と文化　自傷とボディモディフィケーションに関する文化精神医学的考察．*死生学・応用倫理研究，21*，167-183.

Owens, D., Horrocks, J., House, A. (2002). Fatal and non-fatal repetition of self-harm　Systematic review. *Br J Psychiatry, 181*, 193-199.

日本臨床救急医学会．(2009)．*自殺未遂患者への対応　外来（ER）・救急科・救命救急センターのスタッフのための手引き*.

秋田県．(2018)．秋田県自殺対策計画　誰も自殺に追い込まれることのない秋田の実現を目指して.

デュルケーム, E. (2018)．*自殺論*（宮島喬，訳）：中央公論新社.

Pew Research Center. (2012). *The Global Religious Landscape A Report on the Size and Distribution of the World's Major Religious Groups as of 2010*: Pew Forum on Religion & Public Life.

山本功, 堀江宗正. (2016). 自殺許容に関する調査報告　一般的信頼、宗教観、死生観との関連. *死生学・応用倫理研究, 21*, 34-82.

愛知県精神科病院協会. (2012). *自殺防止マニュアル—精神科病院版.*

Sousa, G. S., Santos, M., Silva, A., Perrelli, J. G. A., Sougey, E. B. (2017). Suicide in childhood: a literatura review. *Cien Saude Colet, 22*, 3099-3110.

Boo, J., Matsubayashi, T., Ueda, M. (2019). Diurnal variation in suicide timing by age and gender: Evidence from Japan across 41 years. *J Affect Disord, 243*, 366-374.

第 2 部　参考文献

小川鼎三. (1984). 医学の歴史: 中央公論新社.

梶田昭. (2003). 医学の歴史: 講談社.

William Bynum. (2015). 医学の歴史: 丸善出版.

小田晋. (1998). 日本の狂気誌: 講談社.

山崎震一. (2019). ウイリアム・ウイリス伝—薩摩に英国医学をもたらした男: 書籍工房早山.

Andreasen, N.C., Ramchandran, K. (2012). Creativity in art and science: are there two cultures? *Dialogues Clin Neurosci 14* 49-54.

Andreasen, N. J., Canter, A. (1974). The Creative Writer: Psychiatric Symptoms and Family History. *Compr Psychiatry 15* 123-131.

Andreasen, N.C., Glick, I.D. (1988). Bipolar Affective Disorder and Creativity: Implications and Clinical Management. *Compr Psychiatry 29* 207-217.

Simonton, D.K. (2012). Quantifying creativity, *Dialogues Clin Neurosci 14* 100-104.

飯高哲也（いいだか てつや）
精神科医・医学博士

1984 年に筑波大学医学専門学群を卒業し、医師として臨床経験を積んだのち 1997 ～ 98 年までカナダ・トロント大学へ留学する。帰国後は福井医科大学研究員を経て、2000 年から名古屋大学助教授として勤務する。2005 年に名古屋大学大学院医学系研究科准教授、2016 年から同教授となり現在に至る。名古屋大学・脳とこころの研究センター教授を併任。専門は臨床精神医学、脳科学、認知神経科学、脳画像研究など。

入門 こころの医学
臨床精神科医への質問

理工選書 1

2020年 8 月 7 日　初版第 1 刷発行

著　者　飯　高　哲　也

検印省略

発行者　柴　山　斐呂子

発行所　**理工図書株式会社**

〒102-0082　東京都千代田区一番町 27-2
電話 03（3230）0221（代表）
FAX03（3262）8247
振替口座　00180-3-36087 番
http://www.rikohtosho.co.jp

ISBN978-4-8446-0900-1
印刷・製本　丸井工文社

理工図書の本

新版 筋骨格障害学

茨城県立医療大学 名誉教授 和田野安良 監修
茨城県立医療大学 教授 六崎裕高 著

4,800円＋税

リハビリテーション医学

新潟医療福祉大学 教授 真柄 彰 編著
東京医療学院大学 前教授 鴨下 博 編著

5,000円＋税

リハビリテーション概論

新潟医療福祉大学 教授 真柄 彰 編著
東京医療学院大学 前教授 鴨下 博 編著

4,700円＋税

解剖学

つくば国際大学 教授 澤田和彦 編著
金沢医科大学 准教授 坂田ひろみ 編著

5,000円＋税